佐藤佳澄［著］

正攻法ではないけれど必ず書き上げられる はじめてのケースレポート論文

中外医学社

推薦の言葉

　本書は英文で Case report を書く方法をその心構えから具体的な方策まで余すことなく開示した，痒いところに手が届く趣向になっています．なぜ，佐藤先生にこのような素晴らしい実用書を書くことができたのでしょうか？　本書を熟読玩味していただければ，佐藤先生の根底に流れるチャレンジ精神と情熱が汲み取れると思いますが，私から見た佐藤先生の日常の一面を披露しましょう．佐藤先生は私が現職になって第 1 号の救急科専攻医です．ある国際学会でシンポジストの依頼があった際に佐藤先生に声をかけたところ，二つ返事で引き受けてくれました．初めてのシンポジウムが英語の国際会議で，しかも私自身も別のシンポジウムと被ってしまい，孤立無援となりました．しかし，臆することなく最後まで見事にやり切ってくれました．その研究をきっかけに，後に学会や秋田県から奨励賞も受賞しています．一事が万事で，その後も論文作成，研究，講演などの課題を次々にクリアし，今や後輩を引っ張る頼もしい存在になっています．もちろん，不要な仕事を断る勇気も必要ですが，「チャンスの女神に後ろ髪はない」とは言い得て妙です．ちなみに私には前髪もありません．どんな時も一歩踏み出すことの重要性を著者は日々実践しています．本書は佐藤先生のこれまでの創意工夫を最短で活用できるように皆さんの必要なところからでも読み進められるように構成されています．読者の知的好奇心を擽るだけではなく，琴線に触れるものがあるとすれば，佐藤先生のそういった日々の研鑽の積み重ねに依るところが大でしょう．私自身は「何もしないで後悔するよりはやってみて後悔するほうがよい」と考えていますので，Case report 作成は積極的に後押ししてきました．しかし，いろいろなタイプの上司がいるのもまた然りで，その対処法も本書では述べられています．Case report 作成の過程では，この周囲の雑音（失礼！）というのは，具体的な書き方に頭を悩ますよりもはるかに大きく影響します．何か新しいことを始める時には何もしない者が邪魔をするものです．まずはタイトルだけでも書いてみよう．今すぐ，取っ掛かりたくなるような画期的な指南書をご堪能し，将来の患者さんの治療にお役立てください．

2023 年 11 月　　　　　秋田大学医学部附属病院高度救命救急センター

センター長/教授　中永士師明

序

　拙著「正攻法ではないけれど必ず書き上げられる　はじめてのケースレポート論文」をお手に取ってくださり，本当にありがとうございます．この本はCase report の執筆に興味があるが，どうしたらよいかわからない人のためのものです．本書は医師だけを対象にしたものではありません．臨床現場で活動していて，それをきちんとアウトプットしたいという思いがある全ての方に向けて書いたつもりです．できるだけ実践的に，そして読んだ方が前向きな気持ちになれるように心がけました．ただでさえ普段の仕事で忙しいのに，英語で論文を書くなんて，とても大変です．諦める理由は山ほど見つけられます．環境によっては，周囲に歓迎されないこともあると思います．上司からの厳しい指導に心折れることもあるかもしれません．しかし，この本だけはいつでも味方です．めげずに進んでみてください．必ず道は開かれます．

　この本が「正攻法ではない」理由は，「素晴らしいものでなくてもよいから，あの手この手でまずは 1 つ書ききろう！」ということを目標にしているからです．しかし書き続けているうちに，いつか正攻法でアクセプトを勝ち取ることができる実力がついてくるはずです！　私もまだまだ勉強中の身分であります．正攻法の実力がつくよう一緒にがんばっていきましょう！

　最後に私ごとにはなりますが，感謝を述べさせてください．臨床力としても人間性としても未熟ながら，前例のない環境で集中治療医を志し，周囲の方には多くのご苦労をかけて参りました．特に研修医の頃より，昼夜を問わずいつ相談しても，快くご指導をくださいます中永 士師明先生，奥山 学先生には深く感謝しております．現在も変わらず未熟者ではございますが，患者から学んだことを論文化し，指導することができるようにまでなりました．ひとえに日々のご指導の賜物であります．本当にありがとうございます．

　それでは，前置きが長くなりましたが，本書をお楽しみください！

　　　2023 年 11 月

秋田大学大学院医学系研究科
救急・集中治療医学講座
佐 藤 佳 澄

目 次

01 Case report のすごい効能

1 本書は完全なる初心者のための本

みなさんはなぜ本書を手に取ったのでしょうか？

- なんとなく英語の業績を作ってみたい.
- 上司に発表してみたら？　と言われた.
- 自分の名前を PubMed で検索してヒットしたらかっこいい.
- 専門医取得に必要で仕方なく…….
- 周りに Case report を書いている人がいない.
- Case report を書き始めたけどお蔵入りしている.

　この本はこのような方に向けた本です. 逆に, 本書が向いていない方もいます.

- 既に英語論文をスイスイ書ける.
- 高いインパクトファクターなど, より質の高い業績を目指している.

　このような方は, 本書に書かれていることは既にご存知かと思います. 正攻法とは言えないことばかり書かれており, かなり邪道な本です. **既にアカデミックな業績がある方が読むのは禁止**にしたいくらいです. その代わり初心者でも臨床家が読めば, 1 本目の Case report をなんとか書くための戦略を立てられるような本を書きました.

2 自己紹介

はじめまして. 秋田大学医学部附属病院高度救命救急センターの佐藤佳澄

と申します．私は 2015 年に秋田大学医学部医学科を卒業し，卒後 7 年目で本書を執筆し始めました．

　秋田大学医学部附属病院の初期研修プログラムに乗りいくつかの病院で修練したあと，2017 年に同院の救急科後期研修プログラムで救急医としてのキャリアをスタートしました．

　私は地方の医学部を出て，そのままそこでキャリアを進めた，ごくごく平凡な能力の医師です．学生時代には成績優秀で表彰されたこともないし，学生団体で研鑽したわけでもないし，ハイパー病院で研修したわけでもないし，USMLE（米国医師国家試験）に挑戦したことはおろか，純ジャパで英語も話すことができません．

　私が救急医を目指そうと決意したとき，秋田大学医学部附属病院救急科の医師は全員でたった 3 名でした．その上，全員が 40〜50 代でロールモデルとなる若手医師はいませんでした．

　ロールモデルは全くいませんでしたが，ベテラン救急医たちの懐の深さに憧れて，秋田県で初めて救急科後期研修に飛び込みました．右も左もわからない中，試行錯誤してキャリアを切り拓いていきました．救急の世界に飛び込んで 5 年，今では救急科専門医・集中治療専門医を取得し，臨床現場で充実した診療をおこなっています．救急医の仲間も 3 人から 12 人に増え，当施設は 2021 年より高度救命救急センターに認定され，地域の救急医療を拡充している最中です．

　ロールモデルもいない，歳の近い医師もいない，臨床についていくだけで必死，そんな中でぶち当たったのがアカデミックの壁でした．初期研修あがりの私には，論文を書こうにもそもそも何をしたらいいかわからない，英語で文章を書くこともままならない，そんな有様でした．

JCOPY 498-14852

　英語で何らかのリサーチ論文を書いたほうがいいとは思っていたのですが，案の定一向に進まないので，「もう論文の種類や質は問わない．なんでもいいから4年で10報，英語で書こう．」と思いついたのが卒後4年目，後期研修2年目のときでした．

　私は「犬の道」を敢えて選びました．犬の道というのは，安宅和人氏（慶應大学環境情報学部教授）が課題解決時に避けるべきだと提唱した「低質な仕事を一心不乱に大量に行う行為」のことです（安宅和人，イシューからはじめよー知的生産の「シンプルな本質」，英治出版，2010）．

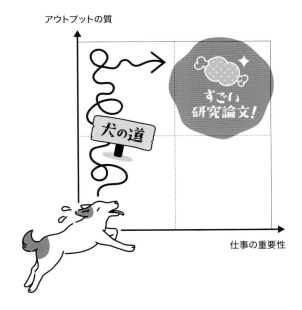

　また，「論文を出すというパッションがあった上で，小さくても論文がだせるかなという感覚を持つまでに2年ほど時間がかかる」という話を教えてもらったことがあります．空白の2年です．実際，私もとても苦労しました．4年で10報と意気込んだけれど，書けない時間がとても長かったです．しかし，だんだん慣れていきました．

結局，犬の道に進み4年後，遠回りをしましたが，筆頭著者となっている英語論文10報を達成し本書を書いています．その半分以上はCase reportです．

　凡庸な若手医師が暗中模索して得た知識を使って，誰もが**能力や手段は問わずとりあえず英語Case report論文をひとつ出版できるようになる**，というのが本書の目的です．それがたとえ研修医でも理解できるように書いたつもりです．凡人が書いた凡人のための本です．
　犬の道を回避し，空白の2年をスキップして，ぜひ，みなさんがいち早く次のステージに登れるようお手伝いしたいと思います．

3 自分の臨床が世界とつながる

　みなさんは一生懸命，臨床をやっていると思います．新しいことを学んで喜んだり，わからなくて調べたり，間違って沈んだ気持ちになってしまったり，説明できなくて上司に怒られたり，患者さんがよくなって感動したり，日々いろいろなことがあります．このような，日常臨床における感情の動きが，Case reportを書く端緒になっていきます．

　日常の1コマからCase report作成は始まり，次に文献検索をおこなって世界における自分の体験の立ち位置を調べていきます．この作業によって，あなたの臨床活動の客観性は増します．**世界標準の中での自分**という考え方になるのです．この作業によって，Case reportの質はもとより，**あなたの臨床力が高まります**．今まではわからないことがあったときに，上司に聞いたり，アンチョコ本を参照することが多かった方も，適切な臨床疑問を設定し，英語論文を検索，質の高い情報にたどり着くことが上手くなっていきます．感覚でおこなう医療から，根拠を持っておこなう医療に進歩していきます．Case reportを書く効能は，自分の臨床力にも影響するのですね．

　Case report投稿後は，その道のエキスパートから査読を受けます．査読の

JCOPY 498-14852

コメントは時に厳しいこともありますが，学ぶことはとても多いです．査読者のおかげで Case report の完成度は上がります．世界のエキスパートから指導を受け，揉まれて洗練されたり，認めてもらったりすることは，**自分の日常臨床が世界とリンク**していくということです．

　出版後も，Case report が誰かの目に止まって引用され，直接的に誰かの役に立つことがあるかもしれません．また類似分野の Case report が投稿されれば雑誌社から査読依頼のメールが舞い込みます．私は数本，Case report を投稿したあたりから，査読依頼が届くようになりました．今度はあなたがエキスパートとして，世界の誰かの report を洗練させるお手伝いをする日が来るかもしれません．また，あなたの症例と似ているケースを担当して困っている読者を救うかもしれません．**未来の，世界のどこかにいる，患者さんを救う**可能性があるのも Case report です．

　病院の小さな診察室の中での経験が，客観的に認められて，世界に羽ばたいていくということは，喜びと自信につながります．Case report は，作成プロセスだけでも自分の糧になりますが，成果物として論文が形として残るのが素晴らしいところです．

4 ▌臨床研究の入り口

　いずれは原著論文（自分でオリジナルの研究をおこない論文にすること）を書くのだろうな，書きたいなと漠然と考えている方もいらっしゃると思います．あるいは気乗りしないが書かなければならないという方もいらっしゃると思います．そのような方々にも Case report 作成はおすすめです．

　引用文献の見つけ方や，投稿規定に沿って投稿作業をおこなう，査読者とやりとりするなど，Case report で慣れておくと役立つことばかりです．最初はいちいち面倒で骨が折れますが，慣れて体に染みつくと，なんてことはありません．

個人的な経験では，論文を書きたいけれども，どこから手をつけたらよい
かと路頭に迷ったときに，Case report を書くことでだんだん道が開けて来ま
した．今でも，「原著論文を書けます！」と宣言できるレベルには達していな
い勉強中の身なのですが，試行錯誤でなんとか英語の原著論文の出版に漕ぎ
着けています．これも Case report 作成の経験があったからこそです．スプー
ンフィーディングで研究に関する教育が受けられるような環境にいるのでな
ければ，Case report から始めることは悪いことではないですよ．

では早速，Case report 作成方法について一緒に勉強していきましょう．

JCOPY 498-14852

02 実は日本語よりも英語が簡単

1 必ず英語論文にしたほうがいい理由

「最初だから，まずは日本語から書いてみよう」

よく耳にする意見です．私は，これに反対です．言語の壁を差し引いても，英語論文にするメリットが圧倒的に勝るからです．

- メリット1: 読者が世界中にいるため投稿後の影響力が全く違う
- メリット2: 和文雑誌よりも英文雑誌の方が圧倒的に多く存在するため，ひとつのジャーナル（雑誌）に却下されてもやり直せる
- メリット3: エディター（編集者）との英語のやりとりや投稿作業など，得られるスキルが多く，コストパフォーマンスがよい

単純に，英語の業績って憧れませんか？　上記に3つのメリットを挙げましたが，英語でCase reportを書く動機は「なんか憧れる」だけで十分です．PubMed（論文検索プラットフォーム）で自分の名前を検索したらヒットする，というのは嬉しくて，初めて収載されたときは，何回も検索して喜びを味わいました．

ここで読者は世界中にいるということについてお話ししていきます（図2-1）．

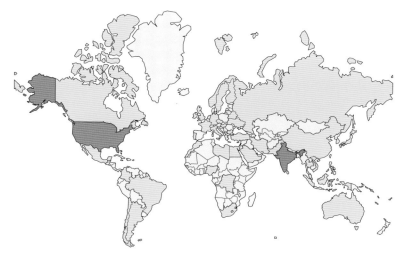

	国名	割合
1	米国	34.9%
2	インド	26.6%
3	日本	11.4%

図 2-1. ある Case report の読者が分布する地域

　これは私が書いた Case report がどこで読まれているかを示したものです．このデータは，投稿先のジャーナルに会員登録された読者の中での評価であるため部分的なものではあるのですが，日本の読者は約11%のみで，多様な国からのアクセスがあるとわかります．ありがたいことです．もし日本語で症例報告を執筆したとすれば，国内の読者に限定されますので，数はかなり減ってしまうことがわかると思います．この Case report は，2件引用されていますが，その著者はフィンランドと中国の病院に所属しています．私の Case report は，国内よりも国外の方々に多く役立ったのですね．もし日本語で書いていたら起こっていなかった影響ですので，英語で書いてよかったとつくづく思いました．

JCOPY 498-14852

どうせ書くなら英語で書いたほうがよい，ということをわかっていただけたと思います．これ以降 Case report といえば全て英文の症例報告を指すことにします．でもメリットはわかったけど，英語で書くってすごく大変そう……と心配な読者もいらっしゃると思います．次は，その点について説明していきます．

2 ▍ 言語の壁はもうない

私は日本で生まれ育ち，英語の勉強と聞いてイメージするのは大学受験くらいで，恥ずかしながら英語を話すこともできません．しかし，Case report をはじめ英語論文を書いています．今や日本語で論文を書くほうが，しっくり来ないし大変に感じます．

全く英語ができない私が英語で Case report を書けているいちばんの理由としては，近年の AI 英語翻訳サービスの異常なほどの精度向上にあります．もはやテクノロジーの進歩で言語の壁はもうありません．壁は崩れ，今やカーテンくらいの薄さになっています．体感としては，日本語を書く工数×1.2 くらいで英語の文章が出来上がっていきます．ただし高精度な翻訳サービスにも乗りこなし方と落とし穴がありますのでご注意ください．これに関しては Chapter 11 で解説しています．

また引用文献はほとんど全てが英語論文だと思いますし，そうすべきです．英語で情報を取り入れますので，情報の型を崩さず自分の Case report に落とし込んだ方がラクです．英語を和文に置き換えながら情報を整理して論文を作ろうとすると，どうしても文章の構造を大きく変える作業を挟むので，脳に負担がかかります．AI 英語翻訳サービスを使いつつも「英語の型を保った日本語」を活用しながら執筆を進めていくと簡単です．これについてものちほど説明していきますので心配ありません（Chapter 12）．

日本語はハイコンテクストな言語であり，主語が明示されていなくても，

なんとなく意味がわかります．我々は普段クリアカットな論理構造を用いて表現を行っておりません．一方，Case report も論文ですので論理的な文章構造が肝心です．こういった構造は英語の方が演出しやすいというのが個人的な意見です．さらに投稿前には必ず英文校正もおこなうため，多少いびつな英語表現でも文章の骨格さえしっかりしていて校正者に伝われば，キレイな英語になって帰ってくるので怖いものなしです．

　まとめると，高精度な翻訳サービスの台頭で英文を作る労力が限りなく小さくなっていると同時に，英語で取り入れた情報を完全に日本語に再構成してしまうことは手間がかかります．これらの点を考慮すると，英語で Case report を書くことは日本語で書く場合に比べて，負荷が非常に大きくなるわけではないと思います．**前章**で示した英語で Case report を作成するメリットと合算して考えると，敢えて日本語を選ぶ必然性はないと思います．たとえ英語力が低くても Case report は書けます．安心してください．

3 国内の学会発表は時間がもったいない

　国内学会で症例発表をして終わってしまうのは，非常に時間がもったいないことです．国内学会での症例報告は言うなれば，フロー型の業績です（図2-2）．つまり，その場限りの要素が強いということです．しかし準備段階でもう一歩頑張って，Case report も一緒に作ってしまえば，ストック型の業績にできます．文字通りオンラインに論文の形でストックされますし，履歴書

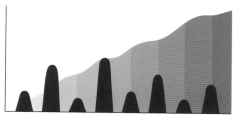

図 2-2．学会発表＝フロー型の業績，Case report＝ストック型の業績

JCOPY 498-14852

や業績目録に載せられたり，査読依頼など次の活動につながったりしていきます．

　学会で症例発表をする理由はたくさんあると思います．アカデミックな活動の登竜門として上司に発表してみたら？　と言われた，または専門医取得に必要など，でしょうか．受動的な理由で気乗りしない方もいらっしゃると思いますが，そんな方こそ逆転の発想で，より成果を大きくするため，同時に Case report 作成に進むのはいかがでしょうか．学会発表の準備と Case report の準備を同時におこなえば，成果に対して時間と労力がかなり節約できます．学会発表と Case report は，まったく別種類のアウトプットではありますが，準備に関しては被るところが多いです．自分の症例の注目ポイント（Learning point）を検討したり，意見の根拠となる文献を探したりという大切な作業は，どちらにも共通します．

　学会発表をおこなうときは，締め切り日に抄録を提出，発表日が近づいてから滑り込みでスライドを仕上げるという方もいらっしゃると思います．もし Case report を準備していれば，抄録を提出するときには発表の流れが既に完成しており，スライドショーやポスターに適した形にアウトプットの方式に落とし込む作業をするだけという理想の姿になれるかもしれません．

　なお，学会発表は時間がもったいないという目を引く見出しを付けましたが，ここでいう学会発表というのは症例発表を指し，研究発表やシンポジウムなどは含みませんのでご注意ください．

　さて，ここで気をつけなくてはならないのは**二重発表，二重投稿**です．実質的に同じ内容を別の場所で発表したり出版を企図したりすることです．無断で二重投稿をおこなうことは研究倫理上，慎まなくてはなりません．

　まず，何が二重発表，二重投稿に当たるのでしょうか．例えば，私が所属している集中治療医学会の学術総会のホームページでは "既に発表あるいは

演題登録中の抄録と実質的に同じ内容の発表を「二重発表」と定義します．ただし，講演・特別セッション（シンポジウムなど）での発表，あるいは他言語での発表はこの限りではありません．また，一般演題であっても，重大な副作用報告など，本学術集会でも周知する価値があると考える場合には，「二重発表」であることを明記のうえで，演題登録を許可します．（中略）演題の採否は学術集会会長が最終判断させていただきます.”と記載されており，他言語の場合には二重発表に当たらないとのことで，Case report を同時に準備することは問題ないようです．逆に，Case report の投稿先のジャーナルにも，日本語で学会発表したことのある症例であることについて事前に問い合わせをおこなったり，投稿時に提出する編集長への手紙（カバーレター）に記述したりする必要があります．カバーレターの書き方はのちほど解説します（**Chapter 12**）．

　何が二重発表，二重投稿に当たるかは，それぞれの学会，ジャーナルによって違います．投稿規定等をよく読んで研究倫理に反しない活動を心がけていきましょう．Case report を皮切りにアカデミックな活動に進んでいく方もいらっしゃると思いますので，そのほかの倫理的に配慮すべき事項についてもここでしっかり確認していきましょう（**コラム**「研究倫理」）．

> ## コラム　研究倫理　————————————————— Column
>
> 　ここでは研究倫理に関わる用語を確認しながら，研究倫理を勉強していきましょう．Case report 作成には公正さが不可欠です．明らかに研究不正とされている行為には３つあります．（文部科学省，研究活動の不正行為等の定義，https://www.mext.go.jp/b_menu/shingi/gijyutu/gijyutu12/houkoku/attach/1334660.htm，2023-05-25 アクセス）

JCOPY 498-14852

1. 捏造:

存在しないデータ，研究結果などを作り出すことです．

2. 改ざん:

研究資料の編集，機器や作業過程の操作をおこなうことで，データや研究の成果などを真正でないものに加工することです．「このデータさえなければ自分の考えていた通りになるのに……」という思考が頭をよぎったら要注意です．

3. 盗用:

他人のアイデア，研究手法，データ，研究結果，論文を，了解を得ずに，あるいは適切な表示をしないまま自らの成果とすることです．研究不正を論じるときに，よく使われる用語に剽窃というものもあり，同じような意味で利用されます．これは知らぬ間にやってしまってしまう可能性がありますね．「ちょっとならコピペしても大丈夫だろう……」と思ったら立ち止まりましょう．適切な引用や，利用許諾申請が必要になる場合があります．また，出版物などを比較的自由に活用できるクリエイティブ・コモンズというライセンス体系もあります（**Chapter 9**）．

以上のような，明らかに不適切とわかる行為のほかにも，慎むべきものがあります．（一般財団法人 公正研究推進協会，責任ある研究行為 研究における不正行為，https://edu.aprin.or.jp/，2023-05-25 アクセス）

●不正なオーサーシップ:

研究や論文執筆に貢献していない人を共著者に加えたり，知られると不都合な共同研究者を外したりするなど，意図を持って共著者リストを操作することです．誰を著者として採用するべきかは，**Chapter 5** で述べていきます．

●不適切なデータの取り扱い:

　自分の仮説や主張に沿うようにデータを都合よく取捨選択することは, 結果を改ざんする行為につながります. 有意差が出るように, 変数の選択や解析手法をあとから恣意的に調整することがこれに該当します. Case reportにおいては, 自分の主張をわかりやすく伝えるのに邪魔になるデータは取り上げないことも大切です (臨床データを網羅して執筆することはできません) が, 自分の主張に矛盾するような臨床経過を敢えて取り上げないというのは不適切な行為です.

●多重発表と分割発表:

　本文で述べた二重発表はこれに含まれます. 同じ研究成果を, 複数のジャーナルに発表することは業績の水増しになるため不誠実です. また, 同じ論文を複数のジャーナルに同時投稿 (多重投稿) し, 片方に採用されたら, 他方を取り下げることを企図するなども慎むべき行為です.

　さらに, ひとつの論文にまとめられる内容を, 多数の論文に分けて発表することを分割発表といいます. 通称「サラミ論文」と呼ばれており

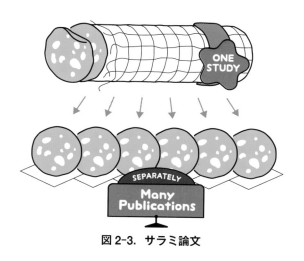

図 2-3. サラミ論文

JCOPY 498-14852

(図 2-3)，ひとつのテーマをスライスしてたくさんの論文を作るイメージです．例えば，10 年間集積したデータを解析して，前半 5 年分で一報，後半 5 年分で一報の論文を発表することが分割発表です．通常，1 症例から複数の Case report 投稿をおこなうべきではないでしょう．1 症例に 2 つ以上の見所がある場合，まずは複数の見所を組み合わせてテーマを洗練させ，Case report の新規性を高める方向に努力するのがよいと思います．

●利益相反の不開示:

利益相反は COI（conflict of interest）と呼ばれています．

1. **企業からとある研究の資金供与を受けている．**
2. **その研究の結果が企業にとって都合の悪いものとなりうる．**

例えば，1 と 2 の状況が併存している場合，資金を供与してもらったことと，公正な研究結果を追求することは利害が衝突する可能性があります．これを COI といいます．このように研究の公正性を損なうような利害関係は公開しなくてはなりません．COI は全ての論文や学会発表で明らかにすることが求められます．Case report 投稿時も COI の開示は必須です．原稿ファイルに記載するだけでよい場合と，別添で専用フォームで COI の有無を明記する必要があります．

本コラムでは 3 つの不正と 4 つの有害な行為を紹介しました．Case report を通じて，研究倫理を身につけて，今後のアカデミック活動に生かしていきましょう．

03 「書きたい」を「書ける」にする メンタリティ

1 ┃ 臨床家なら誰でも書ける

　Case report は臨床での動的な活動から生まれる成果物です．そして，それは症例そのものから生まれるのではなく，その症例を，他の誰でもない読者のみなさんが診療したからこそ得られた切り口から生まれます．みなさんが悩んだり，困ったり，ときにうまくいって喜んだりしながら懸命に仕事をしている，そんな日常から，Case report は生まれていきます．能動的に書籍を手に取って成長しようとするあなたであれば，きっと臨床もきちんと取り組まれていると思いますので，必ず書けます．

2 ┃ はじめたならば汚くても世に出す

　「よし，書こう」と思って手をつけはじめたときが情熱のピーク．日々の仕事に流され，いつの間にか数か月が経っていた……．やっと進んできたと思ったら，書いているうちに「最初はすごく勉強になると興奮したけれど，本当に発表する意味あるのかな……」と弱気になっていきます．なんとか書き上げても，査読者にあれこれ言われ，げんなり萎えて情熱の炎も風前の灯です．

　Case report を書くことは多くの場合，義務ではないし，手間なので簡単にやめられます．何度も「やめてもいいか……」と思います．しかしそこをなんとか，諦めないでください．出版までに何か月もかかるのは普通ですし，1年以上かかることもあります．また，最初に書く Case report の仕上がりが完璧なはずがありません．完成度に疑問を持つ必要は一切ありません．**諦めなければ，なんとかなるのが Case report の特徴です．手をつけたものは，どんな形でも執念で発表にこぎつけるという気持ちだけが必要です．**私は今でも，研究活動がうまくいかないときに「なぜ敢えてこんな面倒なことをして

いるのだろう」と弱気になることがあります．でも，一生懸命書いた Case report が世に出たときの大きな喜びを反芻すると「またがんばろうかな」と思えます．何があっても，まずその一報を発表してみましょう．それまでとは価値観が変わるはずです．

3 ▰ **応援してくれる人がいなくても書く**

　Case report を書いてみたいけれど周りに書いている人がいない．指導してくれる人がいない．そんな環境で Case report を書くことは，ときに後ろめたくなるかもしれません．ネガティブな意見を言ってくる人もいると思います．でも誰に応援されなくても，書きたいと思ったらその気持ちに従ってください．指導してくれる人がいなくても，この本を読んで試してみてください．繰り返しになりますが，どんな環境でも必要なのは，手をつけたものは，どんな形でも世に出すという執念です．

4 ▰ **邪道で書くから書き切れる**

　Case report といえど論文ですので，未経験の方がまっさらな状態からアクセプト（受理）に至るまでのハードルは高いです．少なくとも平凡な後期研修医であった私には，レベルの高い論文を書き上げるというアカデミックの「王道」を歩むことは不可能でした．そこで今回，私は「邪道」な方法を提案したいと思います．テーマ選びを工夫し，あとは自動的にパズルのピースが決まっていくようなイメージの戦略です．また執筆時にはいろいろなアプリケーションやサービスを利用し，投稿先も工夫します．とにかく書き切ってアクセプトされることにフォーカスする．そんな Case report 作成方法を提案していきます．

04 最大の要所は Learning point の設定

1 初心者は自分のために書こうとする

では早速，Case report を作っていきましょう．最初に考えるのは，症例選びですよね．Case report 関連で受ける質問の中で最も多いのは「どんな症例がいいですか？」というものです．

真っ先に出てくる思考は「珍しい症例を経験した」系の切り口です．頻度の低い病気や合併症に関して言及するものです．学会発表でも「○○を経験した」という結語をよく見ます．しかし本書では，Case report を書く上で**「経験した」というまとめ方はおすすめしません**．その理由は，経験とはあなた固有のもので，他者にとっては関係がないことです．貴重な症例を経験し，まとめ学習をするための場であれば自分のノートでよいわけです．疾患が珍しいとアピールするほど，遭遇する可能性が低く読者は興味を失います．Case report は自分のためではなく，**読者のために書くということを第一義的な価値観にしましょう**．

未来のいつか，自分が Case report で取り上げたのとよく似た症例が，世界のどこかで発生したことを想像してください．その症例の担当医が，診療方針に困ってインターネットで検索したところ，あなたの Case report を見つけました．そのときに，円滑で質の高い診療をできるようにさせてあげたい．そういうコンセプトで症例選びをするといいのです．困った担当医の姿を思い浮かべてみてくだい．**その人に対する手紙が Case report です**．

現代はSNSをはじめとする発信が，あらゆる人によって盛んにおこなわれている，一億総発信者時代です．ビジネスでも学会発表や講演会といった発信をする機会がある方もいると思います．発信の準備をおこなうときには，1

人のために伝えようとすると内容が明確化して伝わりやすくなりますね.
マーケティング領域でいうペルソナの設定です. ペルソナとは, ラテン語の
仮面という言葉に由来し, ユーザーの典型的人間像を意味します. 例えば,
シャンプー開発におけるペルソナは以下のように設定します.

- 25〜35 歳
- 独身男性
- 都市部で独居
- サラリーマン
- 年収 600〜700 万円
- よく使う SNS は X と Instagram
- 美容に興味を持ち始めたが行動には起こしていない

　ペルソナを決めることで, シャンプーの機能, 香りの種類や強さ, パッ
ケージデザイン, 価格帯, 宣伝媒体, 訴求の方法などに具体性を持たせるこ
とができます. Case report でいうと, 読者のペルソナを考えることで, 症例
選び, テーマ設定が明確なものになり, 文献検索がしやすくなることで文章
の論理性が高まります. さらに投稿先のジャーナル選びにも役立ちます. 呼
吸不全の入院診療をする内科系医師, 救急外来で腹痛診療をする若手医師,
日常的に腎生検とその合併症管理をおこなう医師など, 具体的であればある
ほどいいと思います.

　補足ですが, 珍しい症例を経験したという一点突破の Case report が非常
に有益な場合も勿論あります. 学問的価値が非常に高いという場合で, 新し
い血管走行の破格（解剖学的なバリエーション）などがその例です. 背景の
専門知識が極めて濃厚に必要です. これはアカデミックの「王道」ですね. 一
方, 本書の対象読者は初めての Case report を書きたい方で, 「邪道」な戦略
でなんとかやり切るという方針で話を進めていきます.

2 テーマが決まれば書けたも同然

　Case report は**テーマ設定が最も大事**です．症例選びではありません．テーマ設定と症例選びって違うの？　と思った方もいらっしゃると思います．ある症例から，あなた伝えたいと感じた部分を抽出したものが，テーマになります．テーマ設定は症例を実際に診療したあなただからこそできる，というものにします．抽出が Case report のおもしろみを作ります．

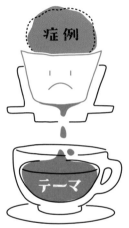

テーマはあなたというフィルターを通して抽出される

　Case report は「困った担当医への手紙」と説明しました．テーマはその担当医（読者）にとっての Learning point と言い換えられます．**「この症例のLearning point ってなんだろう？」を考える作業が，テーマの抽出作業です．**Learning point のテーマを決めてしまえばあとは簡単です．Case report はパズルのようなもので，所定の位置に決まったピースを置いていくと完成します．テーマが決まると，ピースのシルエットが浮き彫りになります．そのシルエットを頼りにピースを作り上げる作業が文献検索です．ピースができたら，あとは並べる作業です．本当のパズルと違ってピースの数が少ないので，並べる作業は難しくありませんので安心してください．

JCOPY 498-14852

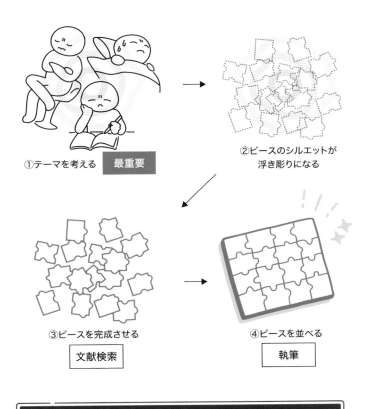

①テーマを考える　最重要

②ピースのシルエットが
浮き彫りになる

③ピースを完成させる

文献検索

④ピースを並べる

執筆

①が決まれば②〜④は勝手についてくる

テーマ設定が肝心

3 あなたの感動がテーマになる

テーマを決めていきますが,「どんな症例があったかな?」と考えるとなかなか決まりません. テーマは**症例ベース**ではなく, あなたの**感情ベース**に決めていくことをおすすめします.

テーマに必要なのは「**新しさ**」か「**教育的意義**」です (岡田遥平, 症例報

告を書いてみよう，2021，第49回日本救急医学会総会・学術集会）．ただ，症例そのものに斬新さを見つけて広げていくのは難しいです．一方，あなたの感情はあなただけのものですし，感情には広がりがあって，テーマ設定に向いています．症例という**静的**な切り口ではなく，感情という**動的**な切り口を端緒にすると，おもしろいテーマが作りやすく臨場感のある文章を書くことができます．

　感情といっても「診断できてよかった」「間違えてしまった……」「意外な結末だった」「苦労したけれど治せた……」など多様な方向性があります．その向きはポジティブでもネガティブでも構いません．

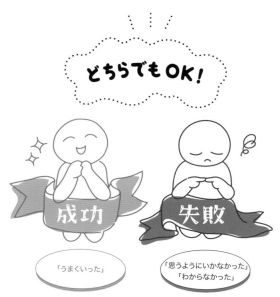

症例選びは，あなたの体験を大切にしよう

　治療がうまくいったことは，「救命し得た一例」とネーミングされ頻繁に発表されています．しかし治療がうまくいかなければ読者に価値を運べないというわけではありません．読者があなたの Case report を読んだことで，同じシチュエーションでうまく治療できるようになるか？　ということが重要

JCOPY 498-14852

なのであって，自分の成功体験を公開すること自体が重要ではないわけです．治療困難であった例でも，引用文献を用いながら，よい転帰に持っていくための方法を読者に示していけば Case report として成立します．

　では感情をテーマに変えるプロセスの一例を示していきます．あなたの心の中に「○○病と診断するのは大変だったけど治療につながってよかった！」という思い出があったとします．診療中に，大変だった！　よかった！　という感情を抱いたわけです．

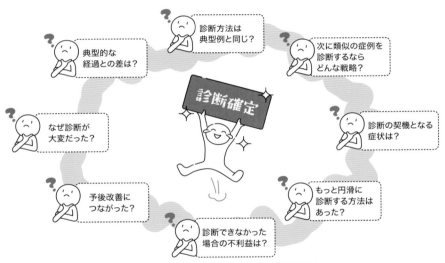

「診断できてよかった!!」という体験を深掘りすると……

　図のように，この感情を多方面から深掘りしてテーマを探っていきます．テーマ設定のために教科書や論文などの客観的な情報を集めていって，自分の感情を分析することも大切です．客観的な情報と対比するほど，自分だけの情報の価値は上昇します．

　さて，検討の結果，

- ○○病において症状 A がないことは珍しいために診断に苦労した.
- 症状 B が主訴だったので, ○○病ではなく■■病に似ていた.
- 検査所見 C が, ○○病を疑う契機になった.
- ○○病は未治療では致死的であるため早期の診断には利益がある.

　以上のように情報をまとめ, 最終的には,

　「○○病では症状 A を欠くことがあり, むしろ■■病に見えることがある. 検査所見 C は, ○○病を示唆し, 正しい診断とその後の救命治療に役立つ可能性がある.」というテーマにまとめます. これが読者に伝えたい Learning point になります. 具体的かつ 1 文は短く, をモットーにしましょう. **80 字以下の文章×2 つ程度の長さがおすすめです.**

　Learning point を決めるときには「あなたの症例と似ているケースの診療に悩み, インターネットであなたの Case report に辿り着いた医師」をイメージするとよいでしょう. つまりペルソナの設定ですね. 私は, 海外ドラマ『ER』の研修医 カーターが, 困って深夜にパソコンに向かう姿を思い浮かべています. 伝えたい相手を 1 人に絞ると, 情報が明確化し伝わりやすくなるのでした. カーターに, この症例を診療する秘訣を教えてあげようじゃないか, ということですね.

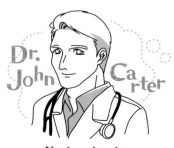

ジョン・カーター

JCOPY 498-14852

Case report作成の全行程の中で最も重要なのがテーマ設定，つまり Learning point の確立ですが，これならできそうな気がしませんか？　あなたは大変な思いをしながら臨床の荒波に揉まれて成長していますよね．その中で，一度は喜んだり，落ち込んだり，驚いたりと強く感情を動かされたことがあると思います．まだピンと来ないという方も安心してください．**次項**ではもっと具体的なテーマ設定の方法をお伝えします．

4 ▌ Learning point 作りのヒント

Case reportで扱われるテーマは大まかに5つのパターンに分類されると言われています（岡田遥平，症例報告を書いてみよう，第49回日本救急医学会総会・学術集会，2021）．これらは症例選びや Learning point 設定ににつながる重要な観点です．

1. 非典型的な発症様式，経過
2. 想定外の有害事象，合併症とその対応
3. 新しい検査，治療の提案
4. 新しい病態生理の推察
5. その他

この中でも 1，2 は Case report の初学者でも比較的，扱いやすい題材です．また3つ目のパターンもよいかもしれません．今回は1〜3について解説していきます．自分が Case report にしようとしている症例が，どのパターンに該当するのかを検討すると，頭の中が整理されます．

1. 非典型的な発症様式，経過

最初は，病気そのものはなく，症候や経過が非典型的で珍しいという切り口です．病気はよくあるものでいいのです．むしろ，よくある病気の方が読者にとって有益といえます．明日，当直していたら同じような患者さんが来るかもしれないですよね．このパターンが一番初心者にとって書きやすい形

ですし，チャンスは日常臨床に散らばっています．

　印象的な思い出があります．研修医時代のある日，救急当直をしていたら側腹部の帯状疱疹の方が受診しました．腹壁がごく軽度にふっくらしている感じがして超音波を当てましたが特に異常はなく，抗ウイルス薬を処方しました．後日，皮膚科によるフォローアップで症状は消失し，めでたしめでたし．

　と，すっかり忘れていたのですが，数年後，かの有名な New England Journal of Medicine（NEJM）で「帯状疱疹による偽性腹壁ヘルニア」が報告されているのをたまたま読みました（*Tagg NT. N Engl J Med. 2006; 355（1）: e1.*）．「数年前に診察したことがある．帯状疱疹による珍しい症状だったのか…！」と驚きました．ちなみに Lancet Infectious Diseases にも掲載されており（*Fujikawa T. Lancet Infect Dis. 2019; 19（2）: 215.*），著者は日本人です．衝撃を受けたので当時一緒に当直をしていた上級医と共有したのですが，出来事自体をすっかり忘れていました．数年経過しているのですから当たり前ですよね．

　ぼんやりしていると気づかないけれど，日常臨床には勉強になることが散りばめられていると知りました．研修医ながら，田舎の小さな病院でも，NEJM や Lancet に出てくるようなケースに出会うのかと単純に驚きました．

　一方で，小さな疑問を無意識のうちに流していることに気づき後悔しました．数年経っても思い出すくらいですから，その瞬間は「なんだろう？　なんでお腹が腫れているのだろう？」と感じたわけですよね．でも当直をこなすうちに疑問は流され，すっかり忘れて調べないでいてしまったのです．やはり Case report に必要なのは，自分の感情や感動を端緒に学習をすることです．このプロセスは臨床力向上にダイレクトにつながります．

　臨床に慣れ切って仕事をこなすことに集中している人よりも，初心を持ち，見るものの多くが目新しい若手医師の方が，こういった感情や感動を抱きや

JCOPY 498-14852

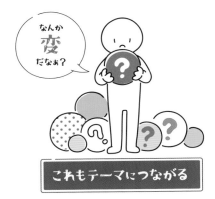

小さな疑問も Case report のテーマになる

すいものです. 自分の感情の動きを信じて突き進んで OK です.

　実際にあった症例では制約があるため, ここからは完全に架空の症例を軸に説明を加えていきます. あなたが当直中に「**突然の嗄声を主訴に Walk-in 受診した大動脈解離**」を見事診断したとします. あなたは「軽症に見えたけれど実は重病だった. 帰宅の方針にしなくてよかった.」という, 安心まじりの喜びを感じました. これを医局のラウンジでの話題のひとつにして終わりにするのではなく,「**嗄声は大動脈解離の唯一の訴えである可能性があり, 一見軽症に見えても注意を要する**」という Learning point をメインにした Case report にします.

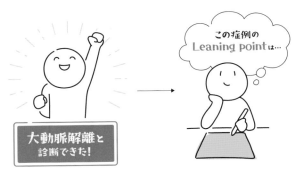

体験や感情を Learning point に変換しよう

1'. 非典型的な発症様式，経過を解決するための糸口

　次は1の進化系です．非典型的な経過を報告するだけなく，その解決策まで提示するものです．ここまで Learning point を洗練させると，グッとレベルが上がります．

　「突然の嗄声を主訴に Walk-in 受診した大動脈解離」の例で考えると，どこで大動脈解離と気づけたのかな？　と，もう一歩踏み込んで考えてみます．

　例えば，緊急性はないと考えたけれど念のため，肺疾患を鑑別に胸部レントゲン写真を撮影してみたら縦隔拡大があり大動脈解離を疑ったとします．この場合は**「嗄声を主訴とする大動脈解離がある．胸部レントゲン撮影をするときは肺野だけでなく縦隔拡大に着目することで円滑な診断につながる．」**というテーマになります．（※注釈: 架空の症例です）

　同じ症例を診察したとしても，人によっては別のシナリオがあるでしょう．例えば，病歴聴取が得意な人の場合．突然の発症というオンセットで血管疾患を疑い，追加の詳細な病歴聴取で血痰があったことを聞き出し大動脈解離を想起したというシナリオです．病態として左反回神経と左気管支動脈が近接しているため，大動脈弓部の大動脈解離では嗄声＋血痰の組み合わせがセットで起きやすいのではないかと考えました．（※注釈: 架空の考察，論説です）

　このように思考を展開できる人の場合は**「嗄声を主訴とする大動脈解離がある．嗄声と血痰の組み合わせは特に弓部大動脈解離を疑わせる所見であるため，より積極的に造影 CT を考慮する．」**といった，具体的なテーマを作ることができます．読者は「もし次に嗄声の人が来たら血痰がないか聞いてみよう」と思うことができるようになり有益です．

a. 嗄声は大動脈解離の唯一の訴えである可能性があり，一見軽症に見えても注意を要する．

JCOPY 498-14852

b. 嗄声を主訴とする大動脈解離がある．胸部レントゲン撮影をするときは肺野だけでなく縦隔拡大に着目することで円滑な診断につながるかもしれない．

c. 嗄声を主訴とする大動脈解離がある．嗄声と血痰の組み合わせは特に弓部大動脈解離を疑わせる所見であるため，より積極的に造影 CT を考慮する．

　以上が同じ症例から得られた 3 つのテーマです．a より b，b より c の方が洗練されていますね．症例が Case report の質を決めるのではないことがわかったのではないでしょうか．あなたの気づきや，学びが重要です．たとえ臨床現場で気づきが薄くても，「変だなあ」「よかったなあ」「残念だなあ」と思った症例に関して，後からきちんと学べばいいテーマができますので安心してください．

　初心者はまず「1．非典型的な発症様式，経過」で，欲を言えば「1′．非典型的な発症様式，経過を解決するための糸口」で Learning point の検討をしてみてください．しかし Learning point は最初から最高の出来栄えでなくても構いません．2 倍の時間をかけたからと言って 2 倍のクオリティのテーマができるわけではありません．自分の今出せる実力の範囲で早く決めてしまうことをお勧めします．なぜなら今回は邪道な手を使って Case report を書き切るのが最終目標です．Learning point は文献検索や執筆を通じて洗練される可能性もあるので，今は弱いテーマに見えても，どんどん作業を進めていきましょう．

2．想定外の有害事象，合併症とその対応

　これは治療の意外な合併症に遭遇し警鐘を鳴らすというものです．「1．非典型的な発症様式，経過」よりも具体的な Learning point 設定をしやすいですが，遭遇頻度がやや下がります．私も過去に，腎生検後の出血合併症で心停止になった例を投稿したことがあります（*Satoh K. CEN Case Rep. 2021; 10 (1): 145-149.*）．腎生検後に出血するというのは珍しいことではないので

すが，心停止になった事例は報告がなく警鐘を鳴らす価値があると考えました．

3. 新しい検査，治療の提案

こちらも具体的なテーマ設定ができる上に，新規性を演出しやすいです．私も過去にチロシンキナーゼインヒビターによる薬剤性胸水を疑った際に，胸水の薬物血中濃度を測定した例という報告をしました（*Satoh K. BMJ Case Rep. 2021; 14（9）.*）．調べた限りで，その薬剤の胸水中濃度についての既報はなかったため，教育的意義と新規性もどちらもあると考えました．

また，「2. 想定外の有害事象，合併症とその対応」で紹介した腎生検後の心停止例ですが，外傷治療で使われる大動脈遮断バルーン（REBOA）を導入し救命に役立てました．REBOA は非外傷患者の救命についてはまだ検討段階ですので，報告にも意味があると考えました．「2. 想定外の有害事象，合併症とその対応」と「3. 新しい検査，治療の提案」の複合テーマで Case report を書いたのでした．**このように切り口を組み合わせることで，さらに洗練されたテーマを作ることができます．**

最初は 1 から，できれば 1' から書き始め，慣れてきたら 2，3 の切り口で Learning point を考えていきましょう．まだ思いつかない人も，これらの観点で物事を眺めるとよいと知っておくだけで臨床での気づきが増えると思います．

5 ┃ Learning point は 2 つ作ろう

前章では Learning point 設定をする上で大切な観点を紹介しましたが，Learning point は 2 つあると見応えがします．先に「**嗄声を主訴とする大動脈解離がある．嗄声と血痰の組み合わせは特に弓部大動脈解離を疑わせる所見であるため，より積極的に造影 CT を考慮する．**」というテーマを紹介しました．

言い換えると，2つの Learning point を含んでいます．

- **Learning point** ①: 嗄声を主訴とする大動脈解離が存在している
- **Learning point** ②: 嗄声と血痰の組み合わせは，積極的な大動脈解離の精査対象である

　ひとつの症例から，冴えた Learning point を2つも見つけるのはなかなか難しいこともあります．理想的には新規性が高く独立しているものが2つあるとよいですが，なかなかそうもいきません．難易度を下げて，初級者は「Learning point のうちひとつは弱くてもよい」「他方の Learning point は具体性を高くする」ということを意識すればよいです．上記に提示した例でも，1番目の Learning point は，2番目のものに比べるとメッセージ性は弱いです．しかし文献検索の上，嗄声をきたす血管疾患について議論を深める余地は十分にあると思います．2つの観点を含ませることは Learning point 内での議論を深めます．

　なんとなくテーマが固まってた時点で，2つの Learning point を明確に言語化して書き留めてください．このとき Leargning point は読者のためのものであるということを思い出しましょう．読者が，明日からの臨床に役立てることができるものである必要があります．**明確で，簡潔で具体的なものにしましょう．**

05 周囲との付き合い方

1 指導者に会えればいちばんよいが……

　よい Learning point を練り，いよいよ Case report を書きはじめようと思い立ったはいいけれど，誰に相談したらいいかわからない……ということもあると思います．周囲に Case report をバンバン出している人がいるという環境はむしろ珍しいと思います．臨床の上司はいますが，その人が必ずしも Case report に精通しているというわけではありません．そのようなときにはどうしたらいいのでしょうか？　この本を読めばいいのです！　そして，上司とも上手く付き合っていけばいいのです．**本章**では，周囲との付き合い方について説明していきます．

2 「この症例は論文にならない」は嘘

　やる気を出して Case report を書いてみようと思って上司に相談したら，この症例じゃ英語論文にならないといって差し戻されるケースをよく耳にします．私は SNS で，Case report に関する相談をよく打ち明けられるのですが，上司に相談したところ却下されたという内容も複数件ありました．その理由として「疾患が珍しくない」「救命できなかった」などがあります．これが正しくないことは**前の章**で説明した通りです．あなたのリアルな体験が症例報告になるのでした．

3 信頼している人だけに打ち明ける

　実は周囲には，あなたの「Case report を書いてみたい」という前向きな気持ちを肯定して応援してくれる人だけではありません．
　例えば，以下のような上司や同輩がいるかもしれません．

- 自らが英語論文を書いてきていないのでいい気持ちを抱かない.
- アカデミックな活動は, 仕事の一環ではないと思っている（いいから臨床の仕事をしてほしい）.

　一方, 応援してくれているようにみえる立場の人にも注意です.
- これでは通用しないよと言って前に進ませてくれない.
- 上級者としてあれこれアドバイスしてきて混乱を招く.

よって, とりあえず最後まで一貫して Case report を指導してくれそうな人以外には, Case report を書いていること自体を公表しない方が無難です. 一貫性を持って最後まで助言をくれるような人は多くても 1 人いればいい方です.

4 ▎師匠は 2 人もいらない

　多くの人に見てもらってアドバイスをもらえば Case report のクオリティが上がる, というのは直感的には正しそうです. 修正すれば修正するほど, 正確なものに仕上がるというイメージですね. しかし, これは間違いです. Case report には正解がないので, 同時に相反する指導を受け, 板挟みになってしまうという可能性が高いのです. この傾向は初学者に起こりやすいです. ある程度, スキルがついてくると, 指摘される量も減り, 具体的になります. また指導やアドバイスへの対応のしかたも心得ていきます.

　Case report の話ではないのですが, 私が初期研修医の頃に内科の学会発表の準備をしていたときの話です. ある遺伝病の症例発表で, 指導医は内科医でした. かなり親身に指導してくれて, 学会発表のスライド資料は完成に近づいていました. そんな中, ふとした雑談の拍子に遺伝学に詳しい他の科の先生に, 学会発表資料をちらっと見てもらいました. その結果, 内科の先生とは違った観点から, 抱えきれないほど多数のアドバイスをいただきました. その中には, そもそも症例の見所はもっと別にあり, 考察内容を変えたらいいのではないかという抜本的なアドバイスも含まれていました. 右も左もわからない研修医だったので, どちらの言っていることが正しいのだろう?

と思い悩みました……. このエピソード以外にも，論文執筆時に共著者の板挟みに合って苦心した経験は何度かあります.

　研修医の頃は，相反する意見を聞いて，どうしたらいいかわからずすごく困っていましたし，混乱していました. しかし，今ならなぜこのような現象が起こるのかわかります. それは，Case report 作成には唯一解はないからです. **Chapter 4** で説明したように，同じ症例を経験しても抽出されるテーマ（症例の見所）は，経験者の背景に依存するのです.

　Case report 作成に関わる重要人物に以下のような人たちがいます.

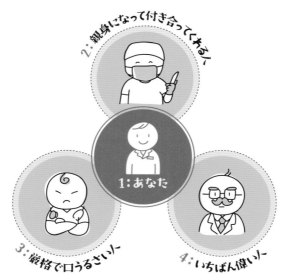

論文作成の関係者

①あなた
②いちばん親身になってとことん付き合ってくれる人
③いちばん厳格で口うるさい人
④いちばん立場が偉い人

JCOPY 498-14852

　3者の意見を統合しながら Case report 作成をしていくことになります．どれか 2 者が同一人物で登場人物が少ないと少し葛藤が解消されます（例: いちばん偉い人が，厳格な人と同一人物）．

　「5.3.　信頼している人だけに打ち明ける」で説明したように，さらに手広く色々な人に相談すると，厳格な人❷，厳格な人❸……などが発生して困ったことになるので注意してください．

　どのように板挟みに対処するかというと，性格や立場，個々の状況は多様なのでなんとも言えませんが，一例を示してみます．

1. まずは，親身になってくれる人 1 人に師事して，きっちり書き切る．投稿先も決め，今にも投稿できるような体裁にする．
2. それを，いちばん偉い人に見てもらう．
3. 偉い人をクリアしてから，厳格な人を含むその他の関係者にオープンにメールで意見を募る（Bcc ではなく，Cc でメール送付します．Cc には偉い人も入れます）．メールには偉い人をクリアしている旨を書く．
4. オープンな場で，関係者の意見を募ると，コンフリクトが起きたとき対処しやすい．

　ポイントは 3 つです．

▪ 関係者が多数いる場合は，きっちり師事する人を決めて作業をするとスムーズです．「師匠は 1 人」というのが合言葉になります．
▪ 多くの人に見せる場合は，今にも投稿できるような形でいろんな人に見せることです．「クオリティが低いので頑張りましょう」「まだ文献検索が足りないようです」などと，雑にコメントをする人が減ります．
▪ オープンな場で意見を募ると，板挟みも可視化されるので，師匠や偉い人に相談しやすい．最悪，偉い人さえクリアしていれば，コンフリクトも丁寧に退けられるかもしれません．

関係者が複数いる場合には，思いつく限りリストアップして対応を考えます．そこまで深い関与でない人まで一旦，広く拾い上げて対応を考えることをおすすめします．逆に，あまり周囲に関与してくれる人がいない場合は，この本を読んで，試行錯誤しながら完成に漕ぎ着ければいいだけですから気楽です．書き上げたら，直属の上司に目を通して許可をもらえばいいだけなので，板挟みには合いません．周囲に関与してくれる人がいないというのは普通は悩みになりますが，マイペースにのびのびと成長でき，悪いことだけじゃないと思って前向きに作業すればいいと思います．

5　誰を Author にするか？

　関係者のうち誰を共著者にするのが適当でしょうか．

　こんな風に著者を選んではいけません．

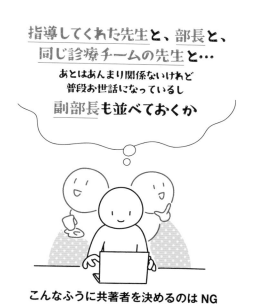

こんなふうに共著者を決めるのは NG

JCOPY 498-14852

　医学論文の倫理的啓発と品質向上のための標準的な指針として ICMJE（International Committee of Medical Journal Editors）声明が有名です．医学ジャーナルの投稿規定には ICMJE 声明についての言及があることが多いです．

　ICMJE 声明では著者の適格性（Authorship）は以下の 4 条件をすべて満たしていることが必要です（日本医学会，医学雑誌編集ガイドライン 2022, https://jams.med.or.jp/guideline/index.html，2023-05-23 アクセス）．

1. 論文の構想，デザイン，データの収集，分析と解釈において相応の貢献をした．
2. 論文作成または重要な知的内容に関わる批判的校閲に関与した．
3. 発表原稿の最終承認をした．
4. 論文のいかなる部分においても，正確性あるいは公正性に関する疑問が適切に調査され，解決されることを保証する点において，論文の全側面について責任があることに同意した．

　これを噛み砕いて解釈すると，Case report の場合は，

1. Learning point についてともに検討したり，当該症例の診療をおこなったりした人．
2. Case report を起草した（多くの場合，あなたがこれに該当します）か，あるいは Case report にとって重要な批判的推敲をおこなった人（実際によく指導してくれた人が該当します）
3. 原稿をよく理解し，出版に同意している人．
4. Case report 全体の正しさを担保し責任を持てる人．

ということを満たす人だと考えています．私流の解釈でもっと噛み砕くと，

- Learning point や論構成を一緒に考えてくれたり，一緒に診療したりした人．
- 中身をよく理解し，大事な指導をしてくれた人．
- Case report の全編に責任を持ってくれる人．

この 3 つのすべてを満たす人が著者の資格があるということなのだと思います．

　つまり，
- Case report には関与していないけど同じ診療科にいるよしみで著者に追加．
- 当該患者の診療でお世話になったが，原稿を読んで推敲や承認はしていない人を著者に追加．

などは不適切な Authorship です．貢献度の低い人を Author に追加することは，業績をプレゼントすることになるので，**Gift authorship** と呼ばれます．

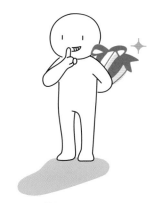

Gift authorship

JCOPY 498-14852

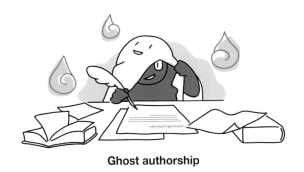

Ghost authorship

　逆に，Authorship があるのにも関わらず著者に加えないことを **Ghost authorship** といいます．資金提供をしている人がいることを隠すなどがこの例です．提供された利益（資金）が，同時に論文の公正性に不利益をもたらす可能性があります．これはつまり前述の COI です（**Chapter 2　コラム**「研究倫理」）．COI を隠すことは非倫理的なことです．ただし，COI が存在すること自体がすなわち悪ということではありません．研究活動を精力的におこなう中で企業と組んで成果を出すということもあるでしょう．

　COI という概念は，Case report 投稿において避けては通れない言葉なので覚えておきましょう．

　密接に関係しているものの ICMJE 声明の Authorship の 4 条件を部分的にしか満たさない人は，Acknowledgement（謝辞）という項目で言及すればよいです．Acknowledgement に記載する場合も，本人の同意が必要とされておりますので注意が必要です．

6 Author の順番

　Author にも順番と役割があります．まずは First author（第一著者）といって，Case report を起草しメインで執筆した人がこれに該当します．つまり，あなたのことです．名の通り，著者の記載順番としてはいちばん最初です．また Last author（最終著者）といって指導的，責任的な立場の人がこれに該当し，例えば診療科のボスなどのことが多いです．著者の記載順番としては

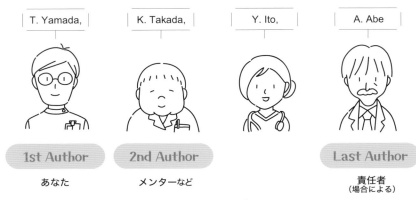

T. Yamada,	K. Takada,	Y. Ito,	A. Abe
1st Author	2nd Author		Last Author
あなた	メンターなど		責任者 (場合による)

Author の順番

いちばん最後です．また出版社とのやりとりや手続きを，責任を持っておこなう著者のことを Corresponding author（責任著者）と呼びます．通称コレスポと呼ばれます．論文ではメールアドレスが公開され，読者からの連絡窓口にもなります．Corresponding author は First author や Last author が兼ねることが多いと思います．投稿作業は慣れれば難しいものではないのですが，慣れなければいつまでもできないので，積極的にコレスポをやっていきましょう．著者の順番として First と Last 以外は，特に決まったものはありません．論文への貢献順だとか，貢献度が同列であれば職位順などになっていることが多いと思います．私はある Case report では自分（First author）を Corresponding author にして，最も指導してくれた直属の上司を Second author にして，ボスを Last author にしました．その他の Author 資格者については貢献度が同格だったので職位順に記載しました．

では，関係者について整理したところで，早速，Case report 原稿の作成にとりかかっていきましょう！

JCOPY 498-14852

コラム 2 ICMJE 声明 ——————————— Column

　ICMJE とは International Committee of Medical Journal Editors の略で，日本語に訳すと医学雑誌編集者国際委員会となります．ICMJE では医学論文の出版に携わるすべての人に対して，倫理的かつ実践的な指針を策定しています．著者だけでなく，出版社に対しても向けられています．Case report 作成においても，著者の適格性，原稿の準備方法，投稿にあたって明記すべき事項など，学ぶべき点が多いです．詳しい内容は公式ウェブページ（http://www.icmje.org）から確認することができます．また，このホームページには，ICMJE 声明に従っていることを表明しているジャーナルのリストが掲載されています．このリストはジャーナルの質を担保するものではないのですが，公正さと品質向上への姿勢を積極的に表明していることはたしかです．世界には数え切れないほどジャーナルがあり，中には悪質なものもありますので ICMJE のリストはひとつの参考にしています．（**Chapter 9-6.** ハゲタカジャーナルに要注意）

06 Case reportは単純なパズル！

1 Case report は論文です

　学術論文には型があります．書いておかなくてはならない要素と順番は大体決まっています．Case report の話の前に，一般的な医学論文（原著論文）の型を学んでいきましょう．観察研究で記載すべき項目のリスト（STORBE声明）を参考に，医学研究にあまり触れたことがない方にも，医学論文の記載の流がわかるように簡単に紹介します．

　論文を書くというと果てのない壮大な創造力が要求されるように感じるかもしれません．研究を着想しデザインすることは創造的な側面も大きいと思いますが，いざペンを取って論文を執筆する作業自体は，必要なピースを定位置に並べていくパズル的な性質が強いのです．

　Case report も論構造をもって本文が書き上げられるため，立派な論文と言っていいでしょう．Case report は1症例の観察研究と言い換えてもいいかもしれませんね．Case report もテーマがきちんと決まれば，パズルのピースを並べるように書き上がっていきます．

　観察研究の研究テーマは「喫煙をしている人は，肺がんを発症しやすいか？」というような問いの形をしています．この臨床的な問いを解決するのが臨床研究の目的にあたります．
　一方，Case report のテーマ（Learning point）は，**Chapter 4** で検討した例でいうと「嗄声を主訴とする大動脈解離がある．嗄声と血痰の組み合わせは特に弓部大動脈解離を疑わせる所見であるため，より積極的に造影 CT を考慮する．」というように問いの形はしていないように感じます．一見して，解決すべき研究目的はなさそうです．しかし実は，Case report のテーマは問

いのように見えない問いなのです.

　「嗄声を主訴とする大動脈解離はありえるだろうか？」「嗄声と血痰の組み合わせは特に弓部大動脈解離を疑わせる所見であるため，より積極的に造影CT を考慮するべき，というのは真実だろうか？」という臨床疑問に関して，読者が納得できるように論理的に「Yes」という答えを出していく，それがCase report の役目です．読者が納得できるように，論理的に，というのがポイントです．「自分はこういう症例を経験して，こう思ったんだもん！」という独りよがりの情報共有では，論文として成り立ちません．そして，Case report の論理性を高めるために必要なのが，客観的な情報，つまり過去の文献を引用し論じることです.

　そうは言ってもCase report の体裁は，原著論文とは違うじゃないかと思うかもしれません．Case report には Method や Result がないじゃないか！　と.

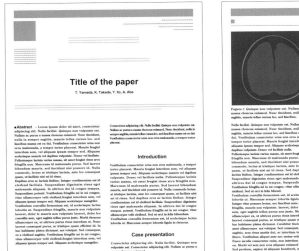
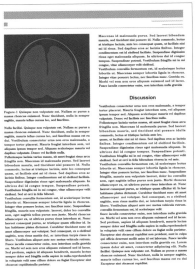

Case report の構造例

Title（題名）・Abstract（要約）

・Title または Abstract の中で試験デザインを明示する.
・研究に関しておこなわれた事項と，それによって明らかにされた事項をバランスよく要約する.

Introduction（導入）

・研究に関連する背景事項や，研究の仮説を説明する論理的根拠を記載する.
・通常，Introduction の最終文には，研究の目的・仮説をあらためて明示する.

Methods（方法）

・研究デザインを明示する.
・研究がおこなわれた実施環境を記載する.
・参加者の選定方法や適格基準などを記載する.
・アウトカムや研究結果に影響を与える因子について定義する.
・研究データの取得方法や評価方法の詳細を示す.
・研究結果の解釈を歪めるような因子を明示する.
・研究の対象人数を算出した根拠を記載する.
・統計解析方法を詳細に記述する.

Result（結果）

・参加者の人数と特徴を記載する.
・おもな結果について報告する.
・そのほかにおこなわれた分析（サブグループ解析など）を報告する.

Discussion（考察）

・鍵となる結果（Key result）を明示する.
・研究の限界を表明する.
・関連するエビデンスを考慮し研究結果を解釈する.
・得られた結果は，研究参加者以外にも広く適応できるか（一般化可能性）を検討する.
・研究をまとめる結論を書く.

表 6-1. 観察研究論文に記載すべき事項のリスト（参考: STROBE Checklists, https://www.strobe-statement.org/checklists, 2023-10-13 アクセス）

　たしかに，ぱっと見は異なるように見えるのですが，根本的な構造は同じです.研究論文でいう Method＋Result が Case presentation に相当します.臨床情報の取得方法や，その結果（まさしく臨床経過）は Case presentation に集約されています.表 6-1（観察研究論文に記載すべき事項のリスト）を Case report の構造に合うように改変しました.

　Case report に必要なパズルのピースは多くはないため，並べる作業は難し

Title（題名）・Abstract（要約）

・Title または Abstract の中で Case report であることを明示する.
・症例の経過と，それによって明らかにされた事項を短く要約する.

Introduction（導入）

・Case report の Learning point に関連する背景事項や，Learning point を説明する論理的根拠を記載する.
・Introduction の最終文には，Case report の Learning point について，あらためて明示する.

Case presentation（症例）

・患者基本情報
・病歴，診察所見
・臨床検査所見
・診断や評価
・結果と経過

Discussion（考察）

・この症例の鍵となるポイント（≒Learning point）
・関連するエビデンスを考慮し症例を解釈する.
・テーマは，本症例以外にも広く適応できるか（一般化可能性）を，科学的根拠をもって検討する.
・結論を書く. 必ず Learning point を含む.

表 6-2. Case report に記載すべき事項のリスト（表 6-1 改変）

くありません. 英語で長文を執筆すると思うと仰々しいですが，いつもこの順番で表 6-2 の内容を書き進めると決まりきっているので案外シンプルです.

2 ▍ テーマが決まればピースが決まる

　この本を読んでいる多くの方が，「ピースを並べるのは簡単かもしれないけど，そのピースをどうやって作るの？」と疑問に思っていることでしょう. 逆に「ピースを並べればいいのか！ 簡単！ 安心！」と感じた方は少ないと思います（そう感じた方は持ち前のポジティブさで Case report を書き切ることができると思います！）.

　ピースを作る方法，それはテーマを決めることです. テーマを決めれば，

Case report作成に必要なピースは自ずと決定します。テーマが決まればピースが作れる，ピースが作れればそれを並べて Case report が完成といった流れです。**煎じ詰めれば，結局のところ最も大切なのは Learning point の設定ということです。**この本を読んで「よし，Case report を書いてみよう！」と思い立ってくれた方は，最後にもう一度「**Chapter 4.** 最大の要所は Learning point の設定」に戻り一読してから，この本を置くことをおすすめします。

Learning point が決まればピースが決まるという具体例を示していきます。過去に私は「慢性骨髄性白血病の治療薬としてニロチニブを内服していたところ大量胸水を生じた」という症例を題材に Case report を書いたことがあります（*Satoh K. BMJ Case Rep. 2021; 14（9）: e243671.*）。同じ種類の薬であるダサチニブは胸水貯留の副作用で有名ですが，ニロチニブでは珍しいことに注目しました。私は，ニロチニブによる胸水の性質を詳しく調べて発表することにしました。

Case report の Learning point は，
❶ニロチニブが投与されている患者では，重度の胸水が誘発されることがある。
❷ニロチニブ関連胸水の場合，血液中および胸水中のニロチニブ濃度が上昇する可能性がある。
というものに決めました。**Chapter 4** で説明した通り Learning point は短い2文にしています。では Case report を構成するピースは実際どのように作られるのでしょうか。Introduction を例にとってみましょう。

表 6-2 にある通り，Introduction では，
（A）Case report の Learning point に関連する背景事項や，Learning point を説明する論理的根拠を記載
（B）Introduction の最終文には，Case report の Learning point について，あらためて明示
するのでした。

（A）の内容例（Case report の Learning point に関連する背景事項や，Learning point を説明する論理的根拠を記載）

Learning point ❶（ニロチニブが投与されている患者では，重度の胸水が誘発されることがある）に関する背景事項として，

- ニロチニブの同系列の薬剤であるダサチニブは，有害事象として胸水が多い．
- ニロチニブの有害事象は重大なものが少なく，胸水の発生はまれ．

Learning point ❷（ニロチニブ関連胸水の場合，血液中および胸水中のニロチニブ濃度が上昇する可能性がある）に関する背景事項として，

- ニロチニブの同系列の薬剤であるダサチニブは血中濃度が高まると，胸水が発生しやすい可能性が指摘されている．
- ニロチニブの血中濃度と胸水の関係性は明らかになっていない．
- 胸水中の血中濃度はダサチニブもニロチニブも調べた限り報告されていない．

以上の5つの背景事項を述べます．その際にはその出典元となる文献を示していきます．根拠のある文章を書くためには，**記述したすべての文に参考文献をつけるくらいの感覚**で臨みましょう．

（B）の内容例（Introduction の最終文には，Case report の Learning point について，あらためて明示）

- 今回の報告では，ニロチニブ内服患者に重篤な胸水を認め，血中濃度だけでなく，胸水中の薬物濃度も測定したという症例を報告する．

Introduction は（A）と（B）の6つの事項を上から順番に並べるように記述していけばよいのです．これならできそうですよね．自分にもできるかもと思ってくれたでしょうか？

3 ピースの質を高める

Case report のクオリティを規定する要素として，最も重要なのは「Learning point のよさ」です．どれだけ読者にとって勉強になるポイントが明確に含まれているかが大切です．その次にクオリティに関わるのは，一つひとつのパズルのピースの質です．

例えば，前項で Introduction の構成例で紹介した「ダサチニブの有害事象として胸水が多い」というピースも「過去の研究では，ダサチニブを内服している人の 14〜30％に胸水の発生を認めている」という情報を付加すると，少し情報のクオリティが上がります．さらに「胸水の重症度」や「胸水発生の機序」など深掘りし，情報を付け加えることができます．情報を付加しすぎると，伝えたいテーマがぼやけたり，文字数を超過したりするので要注意です．Introduction を構成するピースが多くなりすぎたなと思った場合は，Discussion で再利用できるかもしれないのでメモしておいてくださいね．

そして，一つひとつのピースの質を高める具体的な方法とは，文献検索に時間をかけることです．丁寧に文献検索をしていくと，自分の意見を強固にしてくれる情報に出会います．それだけではなく，自分が間違っていたことに気づかされて，論調を正しい方向に転換させてくれるかもしれません．経験したことはないですが，文献検索をしている中で，既存のテーマでは論理性が乏しいため，テーマをガラッと変えてしまうようなことがあってもおかしくないです．

繰り返すようですが，Case report も論文のうちのひとつです．今日に至るまで世界中で集積されてきた医学的な知見を用いながら，自分の意見が論理的に正しいかを検討する必要があります．そして，Case report を使って，今日までの医学の流れに一石を投じられるような意見を表明できたら，素敵ですよね．少し大袈裟に書きすぎましたかね……．とりあえず，頭でっかちにならず，気軽に書き進めていきましょう．結果は後から付いてきますよ．

JCOPY 498-14852

07 文献検索

1 大きい情報と小さい情報

　文献検索は Case report を論文として成立させるために非常に重要な行為です．文献を引用することで，Case report は客観性を増し，論理的になり，あなたの意見は堅牢なものになります．引用文献は主に Introduction と Discussion に多く登場し，そこに記載されているすべての話題に引用文献がついていることが望ましいです．

　文献検索をするにあたって重要なキーワードは「**大きい情報と小さい情報**」です．

- **大きい情報**: 有名な研究，大規模な研究，レビュー論文から得られる情報．世界に広く認められている情報，一般的な情報を指す．

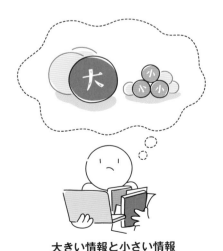

大きい情報と小さい情報

▪ **小さい情報**: 他の人が書いた Case report から得られる情報．自分と同じような目線で書かれた情報を指す．

　大きい情報をきちんと収集すると，自分の考えの論理的な妥当性を上げることができます．大きい情報を収集しているうちに，自分が語りたい分野の常識や一般的な潮流を学ぶことができます．大きい情報を得る作業は，Case report をよいものにするだけでなく，あなたの臨床的知識を飛躍させるという副次的な効能があるのです．Case report を書くと臨床力が向上する理由は文献検索にあります．文献検索をがんばることで，いやがおうにも知識が増えるためです．

　しかし，大きい情報ばかりみて自分の意見を述べようとすると，一般論に終始しやすく，議論の精度が落ちます．初心者は大きな情報ばかり集めがちになってしまい，漠然とした情報を羅列する Discussion を書きやすいです．ここで，小さい情報が活躍します．

　小さい情報を集めることで，臨床医学の全体の中での自らの Case report の立ち位置がわかってきます．類似の境遇の Case report をたくさん読むことで，自分のものとの類似点と相違点を明確にすることが主な目的です．自分の Case report の新規性が浮き彫りになり，臨床的意義のある論文になっていきます．さらに類似の Case report の中で引用されている文献に目を通すことで，自分の扱うテーマに関係した論文を多く見つけることができます．自分の扱うテーマを語る上で欠かせないような論文が含まれていることが多いです．大きな情報がうまく見つからないときも，類似の Case report の引用文献に目を通すといいでしょう，

　簡潔にまとめると，
▪ 大きい情報は自分の意見の信憑性を高める
▪ 小さい情報は自分の意見の新規性に影響する
ということであり，どちらの情報も，Case report 執筆には欠かせないものな

JCOPY 498-14852

のです.

2 ▶ テーマを分解すれば集めるべき情報は決まる

　どのような情報を文献検索から得ればいいのでしょうか．パソコンの前に座って，アテもなくインターネットの海を彷徨う前に，大きな紙とペンを用意して文献検索の準備をします．Case report のテーマを要素に分解しながら，調べたい情報を整理していきます．

　Chapter 6 と同様に「慢性骨髄性白血病の治療薬としてニロチニブを内服していたところ大量胸水を生じた」という症例を題材にした Case report（*Satoh K. BMJ Case Rep. 2021; 14（9）: e243671.*）で文献検索の方法を考えていきます．

　この Case report の Learning point は，

❶ ニロチニブが投与されている患者では，重度の胸水が誘発されることがある．

❷ ニロチニブ関連胸水の場合，血液中および胸水中のニロチニブ濃度が上昇する可能性がある．

でした．

・**Learning point ❶**: ニロチニブが投与されている患者では，重度の胸水が誘発されることがある（図 7-1）.

　Learning point 1 を「ニロチニブ」「重度」「胸水」というワードに分解して，それらから連想される疑問をどんどん広げていきます．私は疑問を整理するときに，ツリー形式にしています．この作業のポイントは，このツリーを整然と作ろうとしないことです．要素が重複してもいいので，思いつくままに書いていきます．ツリー形式でなくとも，単純に疑問をリストアップしていくだけでも構いません．この疑問を解決するように，文献を集めていく

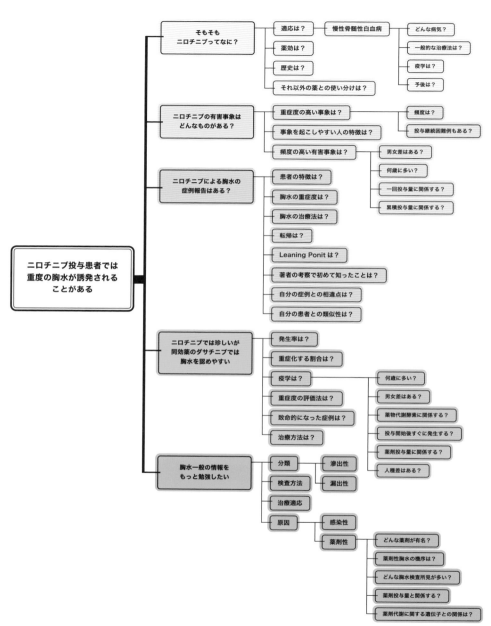

図 7-1．収集すべき情報を見つけるためのツリー

JCOPY 498-14852

とよいのです．また，文献を集める中で，新たな疑問が生まれるため，どんどんこのツリーは広がっていきます．

　まず，最初は「大きい情報」から集めるのがよいです．大規模な研究やレビュー論文をチェックしていきます．上図のツリーでいうところの「ニロチニブによる重症度の高い有害事象の頻度は？」「ニロチニブの有害事象を起こしやすい人の特徴は？」などが「大きい情報」に該当します．自分の Case report のテーマの分野と，その周辺分野の常識が身についていきます．

　その次に「小さい情報」を集めます．似たような Case report をいくつも読むことで自分の症例の立ち位置がよくわかります．図 7-1 のツリーでいうところの「ニロチニブによる胸水の既存の症例報告と，自分の症例との相違点は？」「ダサチニブ（類似薬）による胸水が致命的になった症例はある？」などが，「小さい情報」に該当します．

　ツリーに挙げた疑問をいくつか具体的に解決していきます．以下はどれも「大きい情報」です．

Q1. ニロチニブの頻度の多い有害事象は？（血液関連を除く）

A1. ニロチニブで最も多く報告されている副作用は，悪心，そう痒，嘔吐，下痢，発疹，頭痛，疲労，咳，便秘，関節痛，鼻咽頭炎，発熱および寝汗である．その他にも膵酵素，血清ビリルビン値，空腹時血糖値の上昇の報告がある（*Highlights of prescribing information, https://www.accessdata.fda.gov/drugsatfda_docs/label/2018/022068s029lbl.pdf,* 2021-5-10 アクセス）．

Q2. ニロチニブの重症度の高い有害事象は？

A2. ニロチニブの有害事象の多くは軽度であるが，重篤なものとしては，末梢動脈閉塞性疾患の急速な進行と心電図の QTc 時間の延長がある（*Valent P. Crit Rev Oncol Hematol. 2012; 82: 370-377.*）．

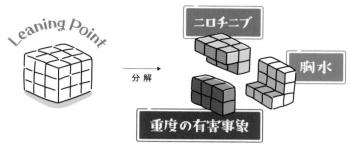

キーワードを分解して連想する

Q3. ニロチニブの類似薬であるダサチニブは胸水を引き起こしやすいが、その頻度は？

A3. ダサチニブは、有害事象として胸水の発生の頻度が高く、14〜30％に胸水が発生したと報告される。さらに、ダサチニブ服用患者の約4％に重度の胸水が報告されている（*Masiello D. J Hematol Oncol. 2009; 2: 46., Aoyama R. J Cardiol. 2020; 75: 203-207.*）。

Q4. ニロチニブによる胸水の症例はある？

A4. 第2相臨床試験の6か月間の追跡調査では、胸水の発生は1％で、全例が非重症だった（*Kantarjian HM. Blood. 2007; 110: 3540-3546.*）。

　類似薬のダサチニブでは胸水が多いものの、自験例のニロチニブによる胸水は稀だということがわかりました。さらに重症の胸水の報告の報告は希少で、警告の価値があるということがわかりました。文献を通じて、Learning point ❶は、意義深いものであるということを根拠に基づいて説明することができます。

・**Learning point ❷**: ニロチニブ関連胸水の場合、血液中および胸水中のニロチニブ濃度が上昇する可能性がある。

　ニロチニブを内服中に重篤な胸水を生じた患者の、血液と胸水のニロチニブ濃度を測定したところ非常に高値を示しました。これはCase reportで扱う

価値がある，Learning point につながるのではないか？　と考えました．この Learning point についても 1 人でブレインストーミング的に考えをふくらませて，調べるべき疑問を思いつく限り列挙します．例えば以下の 4 つの疑問です．

Q1. ニロチニブの血中濃度が高いと有害事象は起きやすいのか？　どのくらいの血中濃度が目標なのか？

A1. ニロチニブの血中濃度は，QT 時間と肝障害と関係する（*Tian X. J Clin Pharmacol. 2018; 58: 1533-1540., Giles FJ. Eur J Clin Pharmacol. 2013; 69: 813-823.*）．治療効果と毒性を考慮しニロチニブのトラフ濃度は 500〜800 ng/mL と提唱されている（*Miura M. Biol Pharm Bull. 2015; 38: 645-654.*）．

Q2. ニロチニブの血中濃度が高くなる原因には，どんなものがあるのだろうか？

A2. 日本人における薬物の代謝酵素（ウリジン二リン酸グルクロン酸転移酵素 1A1）の遺伝子多型がニロチニブの有害事象増加の関連性する可能性がある（*Shibata T. Int J Clin Oncol. 2014; 19: 391-396.*）．

Q3. ニロチニブの胸水中濃度は測定された症例報告はあるのだろうか？

A3. 調べた限りでは，胸水中ニロチニブ濃度を測定した既報はない．類似薬のダサチニブの胸水濃度測定がおこなわれた報告もなかった．

Q4. 類似薬のダサチニブでは胸水が発生しやすいが，この薬では血中濃度と胸水は関係するのだろうか？

A4. ダサチニブの血中トラフ高値と胸水発生の累積リスクとの関連が報告されている（*Miura M. Biol Pharm Bull. 2015; 38: 645-654.*）．

　自験例で使われていたニロチニブや，類似薬のダサチニブは血中濃度が高いと，有害事象が出やすくなることがあるとわかりました．一方で，これらの薬物の胸水中濃度が測られた報告は未だなさそうだということもわかりました．

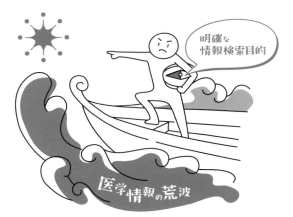

目的があれば読みやすい

　Case report はパズルのようなものだと**前章**で述べました．テーマに関連する疑問をたくさん連想し，文献検索をすることでパズルのピースの質が高まります．今は英語の論文なんて読めないよ，と思っている人も一度チャレンジしてみると考えが変わると思います．今は翻訳ソフトが高機能ですし，なにより調べたいことが明確ならば案外スムーズに読めます．漠然と「論文を読む」だと暗中模索状態ですが，明確な目的があればコンパスのように道標になってくれます．

3 文献検索作業

　実際に参考文献（過去の論文）を探す作業をしていきます．基本的にはPubMed（https://pubmed.ncbi.nlm.nih.gov/）を利用することをお勧めします．米国国立医学図書館（NLM）の医学系論文データベース MEDLINE などを情報源とする検索プラットフォームが PubMed です．収載には一定の条件があるため，信頼性があり情報が整理されています．他にも，Google Scholar，Scopus，Web of Science などの企業が運営するプラットフォームがあります．

JCOPY 498-14852

　PubMed での論文検索方法は，検索窓にキーワードを打ち込むという一般的なものです．高度な設定もできるようになっており，思い通りの論文を探し出すための検索式を駆使することもできます．例えば，敗血症の治療を主題とする論文を世界五大医学ジャーナルから検索したい場合は検索式は以下の通りです．

(sepsis/treatment [majr]) AND ("N Engl J Med" [ta] OR "JAMA" [ta] OR "BMJ" [ta] OR "Lancet" [ta] OR "Ann Intern Med" [ta])

　これを検索窓に打ち込むのです．単純に「sepsis treatment」で検索した場合は約 1.3 万件の論文がヒットしますが，この検索式を用いれば 700 件あまりに絞り込むことができます．

　しかし，最初からあれこれやろうとすると大変です．こだわって作った検索式がうまく作動しないことがあり，かえって時間がかかります．私のお勧めは，**ダブルクォーテーションと［tiab］タグ**から始めることです．

　例えば，「ニロチニブと胸水の関係性について言及されている論文を調べたい」と思ったとします．この場合 Nilotinib［tiab］"pleural effusion"［tiab］という検索式を打ち込みます．pleural effusion をダブルクォーテーション（"）で囲むことで，pleural と effusion がバラバラに検索されてしまうことを防ぎます（フレーズ検索）．そして，［tiab］タグとは，Title と Abstract のみを検索対象に指定するためのものです．これで出てきた検索結果のすべてにザッと目を通して（検索結果はページごと翻訳ソフトにかけて自動和訳しています），関係がありそうな論文はどんどん保存しています．そして一通り保存したら，ざっくり読んでいき，意図と異なる論文を排除します．ある程度，目的に合う論文を厳選できたら，最終的に大切なところは翻訳ソフトにかけずにしっかり読みます．検索結果の数が多すぎる場合は，論文が出版された年代を指定するボタンを活用するとよいです．最新 5 年（あるいは 10 年）の論文だけをフィルターすることが多いです．タイトルだけなら数百の論文を

目にすることになります．

　また，当該分野での鍵となる論文を逃さないために Up To Date で引用されている論文にも注目します．これらは当該分野のエキスパートたちが臨床のエビデンスを要約したウェブサービスです．Up To Date は有料ですが，法人契約している病院もあります．自分が考えている Learning point にぴったりのページがなかったとしても，Case report で取り上げる疾患に関連するページは一読するのがよいと思います．領域の基盤となる知識が増えるため，Introduction を執筆する際に役立ちます．

　さらに，見つけた論文の引用文献にも着目することも有効です．よく引用されている有名論文を見つけるのに役立つウェブサービスもあります（**Chapter 11-3**．Case report 作成に役立つサービス）．

　文献検索のスキルは，慣れによるところが大きく，私もまだまだ勉強の途上です．最初から完璧を目指さず，自分の体力の許す限りでやっていきます．ハイクオリティを目指しすぎて挫折するなら，未成熟でも書き始めた方が，ずっとずっとマシです．書き進めるうちに追加の文献収集の必要性に気づき，新たな情報に出会い，原稿がよりよいものになります．初心者の Case report 執筆のひとつのキーワードとして，**進みながら成長**するというものが重要だと思っています．とにかく筆を動かし始めようということですね．学びながら書くうちに，最初に想定していたものとは異なる形に変わってゆき，Case reoprt の質が高いものになったというのが理想的です．自分の Case report は，自分の臨床をよいものに変えます．そしてそれを読んだ人の臨床にもいい影響が与えられれば最高ですよね．**他人のために書く**という価値観も Case report 執筆の重要なキーワードでした（**Chapter 4-1**．初心者は自分のために書こうとする）．

　では，**次の章**では実際に Case report の執筆に取り掛かりましょう！

JCOPY 498-14852

08 実際に書いていく

1 機械的に手を動かすだけで書き終わっている

Case report は型が決まっています（Chapter 6）ので，自らが収集した情報をもとに作ったピースを型に合わせて置いていくだけで Case report は完成するはずです（図 8-1）.

これが Case report 本文の全体像です．Learning point ❶の話題を赤，Learning point ❷の話題をグレーに色付けしております．Introduction では，赤→グレーを 2 回繰り返し，Discussion では赤→グレーを 3 回繰り返しています．Case report は 2 つの Learning point について交互に話題に出している

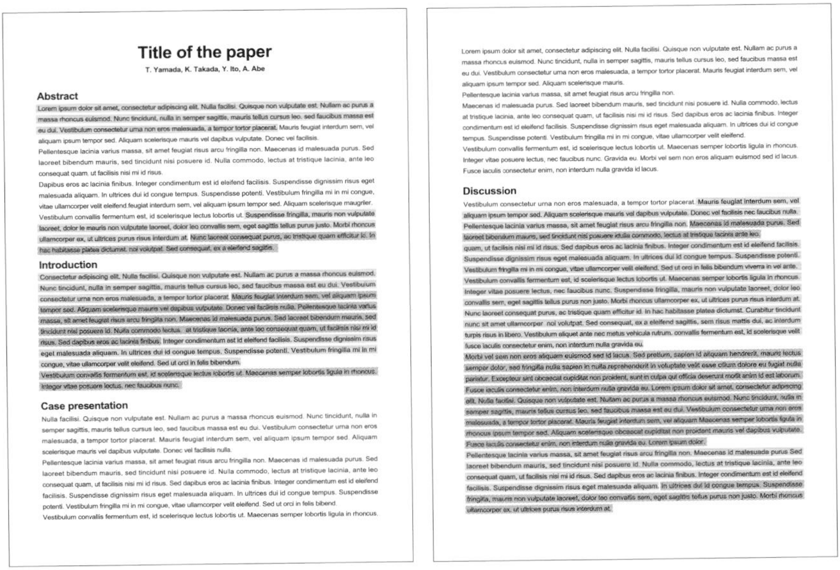

Title of the paper

T. Yamada, K. Takada, Y. Ito, A. Abe

Abstract

Lorem ipsum dolor sit amet, consectetur adipiscing elit. Nulla facilisi. Quisque non vulputate est. Nullam ac purus a massa rhoncus euismod. Nunc tincidunt, nulla in semper sagittis, mauris tellus cursus leo. sed faucibus massa est eu dui. Vestibulum consectetur urna non eros malesuada, a tempor tortor placerat. Mauris feugiat interdum sem, vel aliquam ipsum tempor sed. Aliquam scelerisque mauris vel dapibus vulputate. Donec vel facilisis.

Pellentesque lacinia varius massa, sit amet feugiat risus arcu fringilla non. Maecenas id malesuada purus. Sed laoreet bibendum mauris, sed tincidunt nisi posuere id. Nulla commodo, lectus at tristique lacinia, ante leo consequat quam, ut facilisis nisi mi id risus.

Dapibus eros ac lacinia finibus. Integer condimentum est id eleifend facilisis. Suspendisse dignissim risus eget malesuada aliquam. In ultrices dui id congue tempus. Suspendisse potenti. Vestibulum fringilla mi in mi congue, vitae ullamcorper velit eleifend.feugiat interdum sem, vel aliquam ipsum tempor sed. Aliquam scelerisque maugrier. Vestibulum convallis fermentum est, id scelerisque lectus lobortis ut. Suspendisse fringilla, mauris non vulputate laoreet, dolor le mauris non vulputate laoreet, dolor leo convallis sem, eget sagittis tellus purus justo. Morbi rhoncus ullamcorper ex, ut ultrices purus risus interdum at. Nunc laoreet consequat purus, ac tristique quam efficitur id. In hac habitasse platea dictumst. noi volutpat. Sed consequat, ex a eleifend sagittis.

Introduction

Consectetur adipiscing elit. Nulla facilisi. Quisque non vulputate est. Nullam ac purus a massa rhoncus euismod. Nunc tincidunt, nulla in semper sagittis, mauris tellus cursus leo, sed faucibus massa est eu dui. Vestibulum consectetur urna non eros malesuada, a tempor tortor placerat. Mauris feugiat interdum sem, vel aliquam ipsum tempor sed. Aliquam scelerisque mauris vel dapibus vulputate. Donec vel facilisis nulla. Pellentesque lacinia varius massa, sit amet feugiat risus arcu fringilla non. Maecenas id malesuada purus. Sed laoreet bibendum mauris, sed tincidunt nisi posuere id. Nulla commodo lectus. at tristique lacinia, ante leo consequat quam, ut facilisis nisi mi id risus. Sed dapibus eros ac lacinia finibus. Integer condimentum est id eleifend facilisis. Suspendisse dignissim risus eget malesuada aliquam. In ultrices dui id congue tempus. Suspendisse potenti. Vestibulum fringilla mi in mi congue, vitae ullamcorper velit eleifend. Sed ut orci in felis bibendum.

Vestibulum convallis fermentum est, id scelerisque lectus lobortis ut. Maecenas semper lobortis ligula in rhoncus. Integer vitae posuere lectus, nec faucibus nunc.

Case presentation

Nulla facilisi. Quisque non vulputate est. Nullam ac purus a massa rhoncus euismod. Nunc tincidunt, nulla in semper sagittis, mauris tellus cursus leo, sed faucibus massa est eu dui. Vestibulum consectetur urna non eros malesuada, a tempor tortor placerat. Mauris feugiat interdum sem, vel aliquam ipsum tempor sed. Aliquam scelerisque mauris vel dapibus vulputate. Donec vel facilisis nulla.

Pellentesque lacinia varius massa, sit amet feugiat risus arcu fringilla non. Maecenas id malesuada purus. Sed laoreet bibendum mauris, sed tincidunt nisi posuere id. Nulla commodo, lectus at tristique lacinia, ante leo consequat quam, ut facilisis nisi mi id risus. Sed dapibus eros ac lacinia finibus. Integer condimentum est id eleifend facilisis. Suspendisse dignissim risus eget malesuada aliquam. In ultrices dui id congue tempus. Suspendisse potenti. Vestibulum fringilla mi in mi congue, vitae ullamcorper velit eleifend. Sed ut orci in felis bibend.

Vestibulum convallis fermentum est, id scelerisque lectus lobortis ut. Maecenas semper lobortis ligula in rhoncus.

Lorem ipsum dolor sit amet, consectetur adipiscing elit. Nulla facilisi. Quisque non vulputate est. Nullam ac purus a massa rhoncus euismod. Nunc tincidunt, nulla in semper sagittis, mauris tellus cursus leo, sed faucibus massa est eu dui. Vestibulum consectetur urna non eros malesuada, a tempor tortor placerat. Mauris feugiat interdum sem, vel aliquam ipsum tempor sed. Aliquam scelerisque mauris.

Pellentesque lacinia varius massa, sit amet feugiat risus arcu fringilla non.

Maecenas id malesuada purus. Sed laoreet bibendum mauris, sed tincidunt nisi posuere id. Nulla commodo, lectus at tristique lacinia, ante leo consequat quam, ut facilisis nisi mi id risus. Sed dapibus eros ac lacinia finibus. Integer condimentum est id eleifend facilisis. Suspendisse dignissim risus eget malesuada aliquam. In ultrices dui id congue tempus. Suspendisse potenti. Vestibulum fringilla mi in mi congue, vitae ullamcorper velit eleifend.

Vestibulum convallis fermentum est, id scelerisque lectus lobortis ut. Maecenas semper lobortis ligula in rhoncus. Integer vitae posuere lectus, nec faucibus nunc. Gravida eu. Morbi vel sem non eros aliquam euismod sed id lacus. Fusce iaculis consectetur enim, non interdum nulla gravida id lacus.

Discussion

Vestibulum consectetur urna non eros malesuada, a tempor tortor placerat. Mauris feugiat interdum sem, vel aliquam ipsum tempor sed. Aliquam scelerisque mauris vel dapibus vulputate. Donec vel facilisis nec faucibus nulla. Pellentesque lacinia varius massa, sit amet feugiat risus arcu fringilla non. Maecenas id malesuada purus. Sed laoreet bibendum mauris, sed tincidunt nisi posuere idulla commodo, lectus at tristique lacinia ante leo.

quam, ut facilisis nisi mi id risus. Sed dapibus eros ac lacinia finibus. Integer condimentum est id eleifend facilisis. Suspendisse dignissim risus eget malesuada aliquam. In ultrices dui id congue tempus. Suspendisse potenti. Vestibulum fringilla mi in mi congue, vitae ullamcorper velit eleifend. Sed ut orci in felis bibendum viverra in vel ante. Vestibulum convallis fermentum est, id scelerisque lectus lobortis ut. Maecenas semper lobortis ligula in rhoncus. Integer vitae posuere lectus, nec faucibus nunc. Suspendisse fringilla, mauris non vulputate laoreet, dolor leo convallis sem, eget sagittis tellus purus non justo. Morbi rhoncus ullamcorper ex, ut ultrices purus risus interdum at. Nunc laoreet consequat purus, ac tristique quam efficitur id. In hac habitasse platea dictumst. Curabitur tincidunt nunc sit amet ullamcorper noi volutpat. Sed consequat, ex a eleifend sagittis, sem risus mattis dui, ac interdum turpis risus in libero. Vestibulum aliquet ante nec metus vehicula rutrum. convallis fermentum est, id scelerisque velit fusce iaculis consectetur enim, non interdum nulla gravida eu.

Morbi vel sem non eros aliquam euismod sed id lacus. Sed pretium, sapien id aliquam hendrerit, mauris lectus semper dolor, sed fringilla nulla sapien in nulla reprehenderit in voluptate velit esse cillum dolore eu fugiat nulla pariatur. Excepteur sint obcaecat cupiditat non proident, sunt in culpa qui officia deserunt mollit anim id est laborum. Fusce iaculis consectetur enim, non interdum nulla gravida eu. Lorem ipsum dolor sit amet, consectetur adipiscing elit. Nulla facilisi. Quisque non vulputate est. Nullam ac purus a massa rhoncus euismod. Nunc tincidunt, nulla in semper sagittis, mauris tellus cursus leo. sed faucibus massa est eu dui. Vestibulum consectetur urna non eros malesuada, a tempor tortor placerat. Mauris feugiat interdum sem, vel aliquam Maecenas semper lobortis ligula in rhoncus ipsum tempor sed. Aliquam scelerisque obcaecat cupiditat non proident mauris vel dapibus vulputate. Fusce iaculis consectetur enim, non interdum nulla gravida eu. Lorem ipsum dolor.

Pellentesque lacinia varius massa, sit amet feugiat risus arcu fringilla non. Maecenas id malesuada purus Sed laoreet bibendum mauris, sed tincidunt nisi posuere id. Nulla commodo, lectus at tristique lacinia, ante leo consequat quam, ut facilisis nisi mi id risus. Sed dapibus eros ac lacinia finibus. Integer condimentum est id eleifend facilisis. Suspendisse dignissim risus eget malesuada aliquam. In ultrices dui id congue tempus. Suspendisse fringilla, mauris non vulputate laoreet, dolor leo convallis sem, eget sagittis tellus purus non justo. Morbi rhoncus ullamcorper ex, ut ultrices purus risus interdum at.

図 8-1. Case report の書き方の全体像

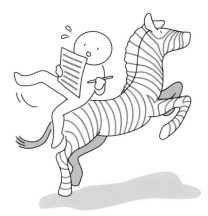

2 つの Learning point の話題が交互に出現し，しまうまのよう

ので赤とグレーが繰り返されてしまうまのようです．**Chapter 6.** 表 6-2 の通り，各セクションで書くべき事項は決まっているので，2 つの Learning point に関する話題を順番に配置していけばよいというわけです．Case report は独創的に書く必要はなく，決まったところに決まったものを機械的に置くだけでよく，気づいたら書き終わっています．淡々と進む文章の方が読者にとっては快適です．

　今回はこの本を執筆するにあたり，専門医師以外にも伝わるような Learning point を持つ Case report を新たに書き下ろし，Cureus というジャーナルに投稿しました．このジャーナルはクレジットを表示をすれば自由にコンテンツを利用してよいというコピーライトポリシー（クリエイティブ・コモンズ表示 4.0 国際; CC-BY 4.0）を表明しています．実際に出版された Case report を改変引用しながら，書き方を説明していきます．

　今回の症例は，著明な黄疸と急性腎障害が進行したために，他の病院から当院の集中治療室に転院してきた高齢男性です．原因がわからずにおり，入院後も問診や検査を続けました．入院して 1 週間ほど経ったある日，入院の5 日前に市販の漢方感冒薬を内服していたことを思い出しました．その感冒薬に対する薬剤誘発性リンパ球刺激試験（DLST）をおこなったところ陽性

でした．すぐに肝障害の原因は感冒薬であると飛びつきたくなりましたが，特に漢方に対する DLST は偽陽性が多く注意が必要であるとわかりました．他の疾患が隠れていないかを慎重に精査した上で，薬剤性肝障害と結論づけました．

　本症例を通じて「市販薬でも重篤な薬剤性肝障害を起こすから気をつけないと.」「でも DLST が陽性というだけで診断に飛びつかないで，他の疾患をちゃんと除外しよう.」という薬剤性肝障害の診療に関する気づき（❶）と，「丁寧な問診って大切だなあ.」「繰り返して問診しないと重要な情報には辿り着けないものだ.」という，丁寧な問診の重要性に関する気づきがありました（❷）.

　もう少しフォーマルに言い換えると，本症例から抽出した Learning point は以下です．

❶ たとえ市販薬が原因だとしても，肝障害は重篤化しうる．被疑薬の DLST が陽性の場合でも，偽陽性に注意しながら肝障害を引き起こす他の疾患を慎重に除外すべきだ.
❷ 診断が明確にならない場合は，丁寧な問診が診断の鍵になる場合がある．病歴聴取は最初だけでなく，入院したあとも継続的に繰り返すことが重要だ.

　以上の 2 点を軸に Case report を書いていきます．

2 ▎なにを「書かないか」が重要

　では実際に手を動かし始めましょう．頭を抱えているよりも，手を動かすことで課題が見え，やるべきことが明確になります．できればもう少し調べてから，上司に確認を取ってから，他の仕事が終わったら，臨床が落ち着いたら……そんな日が来ることは絶対にありません．今すぐに，どんどん手を動かしましょう．このように，みなさんの執筆のエンジンが全開になること

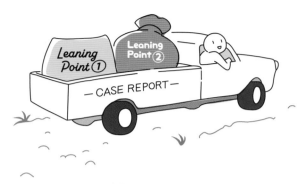

Case report 論文は Learning point の乗り物

を強く期待している私ですが，1 点だけブレーキを踏ませてください．Case report において，一貫して「書かない」ということを意識して欲しいと思います．書けと言ったり，書くなと言ったり，混乱を招いてすみません．**「書け」は手を動かす，「書かない」は頭を動かす**というイメージです．もっと混乱を招いてしまって，すみません．書かないというのは，Learning point を伝えるために意味をなさない記述を極力減らしましょうということです．

Case report は Learning point を運ぶための乗り物です．"Convey"という英単語がありますが，運搬するという意味と，感情や情報を伝えるという意味があります．私は，Case report という乗り物が，Learning point を Convey しているイラストをよく思い描いています．Learning point に関係ないものは乗車させないようにしましょう．

3 書く順番は IDCA

Case report は発行されるときは以下の順番で並んでいます．

① **A**bstract
② **I**ntroduction
③ **C**ase presentation
④ **D**iscussion （＋Conclusion）

JCOPY 498-14852

頭文字をとって AICD の順番ですね．しかし Case report を書くときは IDCA をおすすめします．

① Introduction
② Discussion
③ Case presentation
④ Abstract

理由は，Introduction と Discussion はコール・アンド・レスポンスの関係にあるからです．コール・アンド・レスポンスとは，音楽用語で，ある音楽プレーヤーの投げかけに対して，ほかの音楽プレーヤーが呼応することです．まず Learning point を伝えるための準備として，Introduction で学術的背景や検討する意義を説明しておいて，Discussion で議論を深めていくわけです．いわば対となる存在ですので，一気に書いてしまうほうが自然です．

4 Introduction

早速，本文執筆のスタートです．Introduction（導入）では，Case report のテーマに関連する背景事項や，テーマを説明する論理的根拠を記載します（**Chapter 6.** 表 6-2）．また，Introduction の最終文には，Case report のテーマについて，あらためて明示すると読者の頭の中が整理され親切です．

では実際の Case report を題材にして書き方を学んでいきましょう（*Satoh K. Cureus. 15（1）: e33558.*）．おさらいですが，この Case report の Learning point は以下です．

❶たとえ市販薬が原因だとしても，肝障害は重篤化しうる．被疑薬の DLST が陽性の場合でも，偽陽性に注意しながら肝障害を引き起こす他の疾患を慎重に除外すべきだ．
❷診断が明確にならない場合は，丁寧な問診が診断の鍵になる場合がある．

病歴聴取は最初だけでなく，入院したあとも継続的に繰り返すことが重要だ．

では，実際の Case report の文章を見ていきましょう（本 Case report の全文は **Appendix** に記載してあります）．

Introduction

Drug-induced liver injury（DILI）is difficult to diagnose as it presents with a wide variety of clinical manifestations and there is no established specific biomarker. However, clinicians require expertise in diagnosing DILI as it can lead to critical illness, is relatively common, and can be caused by a variety of drugs, herbal medicines, and supplements.

Patient history taking is of utmost importance. Engel and Morgan described the medical interview as "the most powerful and sensitive and most versatile instrument available to the physician," and this is still true today, after half a century. Moreover, the significance of patient medical history is remarkable, having been reported to lead to a final diagnosis in 76% of internal medicine patients.

In this report, we describe a case of severe drug-induced organ damage caused by an over-the-counter（OTC）herbal drug. This was initially managed as a liver disorder of an undetermined cause; however, after repeated patient history taking, a hidden etiology was revealed.

（和訳）

　薬剤性肝障害（DILI）は多様な臨床症状を示し，確立された特定のバイオマーカーが存在しないため診断が難しい．しかしながら，臨床家は DILI の診断に習熟する必要がある．なぜなら DILI は重篤化する可能性があり，比較的よくあり，そして薬剤，生薬，サプリメントなど多様な原因で起こりうるからだ．

> 患者への病歴聴取は非常に重要である. *Engel* と *Morgan* は医療面接のことを "臨床家にとって, 最も強力で鋭敏で, いちばん多用途な手段" と表現した. これは半世紀が経過した今なお真実である. さらに病歴聴取の重要性は著しく, 病歴聴取は内科患者の 76% の最終診断を導き出したという報告もある.
>
> 本 *Case report* では, 市販の漢方薬により重篤な臓器障害を生じた症例に関して記述する. 当初は原因不詳の肝障害として管理されていたが, 繰り返し病歴聴取をおこなったところ, 隠れた病因が明らかになった.

Introduction は全部で 3 段落で, Learning point ❶ と Learning point ❷ に関連する言及を交互に 2 回繰り返しましょう. 視覚的に赤→グレー→赤→グレーという構成になっているのがわかると思います.

まず 1 段落目と 2 段落目で, それぞれの Learning point を学ぶ意義を直接的, 間接的に伝えていきましょう. 読者に「この Case report は読む価値があるぞ」と思わせます.

Learning point ❶ は薬剤性肝障害の診断に関するものです. 導入としては, 薬剤性肝障害は診断が難しいけれども, 重篤化する可能性があるし, 読者も遭遇する可能性があるということをお伝えします. 読者に, 薬剤性肝障害の診断について学ぶことは重要なんだなとわかってもらいます. Learning point ❷ は病歴聴取の重要性に関するものです. この導入としては, 今昔ともに病歴聴取は変わらず重要視されていて, 診断性能が高いということを示しました. 読者の病歴聴取に対する興味を高めます. これらはいずれも直接的に Learning point の意義を説明するものです. ときに, 間接的に Learning point が伝わるように工夫することも必要です. つまり前提知識を付与することによって, 読者との知識ギャップを埋めて, Learning point が円滑に伝わるようにします. 今回は, 読者のみなさんが理解しやすいよう, 話題や文構造を単純にするため, 医学的な前提知識の説明は減らしています. しかし,

薬剤性肝障害の診断の標準的な方針であるとか，本 Report では特定の検査（DLST）について言及するので，その一般的な知識や精度について言及することは，読者の理解を助けるので有用です．

　Introduction の第一段落と第二段落における記載には引用文献をつけます．例文中でも「きちんと病歴聴取をおこなうことはとても重要」という当たり前のことにすらも，権威の言葉を引用したり，診断性能について引用したりして，自らの言説の妥当性を高めています．Introduction の第一段落と第二段落は全ての文章に参考文献を付けることを目標に，文献収集をしていきましょう．

　さて，Intorduction の最後は，どんな症例が提示されるのかをごく簡単にまとめて提示し，Case presentation への導入をおこなうことで，読者の理解が進みます．Introduction の最後の部分は，医学研究論文であれば，研究に関する仮説を含んだ研究の目的が書かれることが多いです．Case report も考え方は似ていて疑問文の形こそしていないものの，市販の漢方薬により重篤な臓器障害が起きるのだろうか？ 病歴聴取を繰り返すことは，隠れた肝障害の原因を明らかにしうるのだろうか？ という問いを立てて，それに対する答えが Case presentation で提示されている（原著論文でいうところの Result に当たる）というイメージです．

5 Discussion & Conclusion

　次は Discussion（考察）を書いていきましょう．Discussion は引用文献を用いて妥当性を高めながら，自分の意見を伝える場で，Case report の主役です．

Discussion

In this case, we learned the following lessons when investigating liver injury. Firstly, liver injury can be severe even with OTC drugs. Secondly, while the DLST is available for investigating DILI, false positives, especially for medicinal herbs, should be noted, and it is necessary to adequately rule out other diseases. Finally, when the cause of liver injury is unclear, patient history taking should be repeated carefully. In previous reports, DILI is most often caused by conventional medical care in the United States (US) and Europe, while traditional medical preparations caused DILI most often in Asia. In this patient, the OTC herbal medication "Kaigen" was suspected to be responsible for DILI. Traditional Japanese herbal medicines, commonly referred to as "Kampo," are widely available in Japan and follow the same legal, regulatory, and logistical schemes as other conventional Western medicines. Some Kampo requires a doctor's prescription, while others, such as Kaigen, may be purchased by patients at their own discretion at drugstores. It has been shown that approximately 10% of patients with drug-induced jaundice die or require liver transplantation. This was a case of cholestatic DILI with jaundice, which was potentially life-threatening. Due to the accompanying renal impairment, this case was classified as severe according to both the US Drug-Induced Liver Injury Network criteria and the International DILI Expert Working Group criteria. Adverse events associated with herbal medications and OTC medicines are often underestimated; however, as in this case, clinicians should be vigilant. In the present case, drug-induced lymphocyte stimulation test (DLST) was positive for Japanese herbal medicine. Generally, DLST is an in vitro method that is useful for diagnosing drug hypersensitivity. However, it should be noted that false positives for DLST in Japanese herbal medicine are frequent. Therefore, it is essential to carefully rule out diseases that mimic DILI, especially when herbal medicines are involved. When determining whether the liver injury is drug-induced, it is important to consider whether medication exposure precedes liver injury onset, whether other causes of liver disease are ruled out, whether liver injury improves upon discontinuation of the drug, and whether repeated exposure to the drug causes severe recurrence. This case met the first three of these four important factors. Moreover, other causes of liver injury were excluded according to the Digestive Disease Week Japan (DDW-J) 2004 criteria, and other infections and autoimmune diseases that can cause systemic inflammatory response syndrome (SIRS) and organ damage were carefully ruled out. The DDW-J 2004 score was developed by modifying the Roussel Uclaf Causality Assessment Method (RUCAM) scale, which is an international diagnostic criterion for DILI. The DDW-J 2004 score includes the DLST as an evaluation component. We concluded that the etiology of this case was non-infectious due to the lack of response to the antibiotics, which prompted their discontinuation. With time, the SIRS and organ damage resolved spontaneously. Therefore, the patient was considered negative for sepsis. The clinical courses are also useful for differential diagnosis. Nonspecific symptoms such as fatigue, weakness, anorexia, fever, chills, and abdominal pain should also be considered manifestations of DILI, and these symptoms seem to influence poor outcomes and make the differential diagnosis of sepsis challenging.

If the etiology of liver injury is unclear, repeated history-taking is of utmost importance, as there may be an undisclosed history of drug ingestion. Medical history is also significant for obtaining key details to diagnose DILI such as drug intake preceding liver injury, improvement of liver injury after drug cessation, and exclusion of other causes of liver injury. Clinicians asking patients to summarize and prioritize their medical history can be difficult, patients often do not understand what is normal, and the important information they should be relaying. Therefore, a single medical history interview is insufficient. In this case, we asked the patient and his family repeatedly about their recent dietary, outdoor activity, and medication history. One week after admission, the patient recalled having taken OTC medications prior to hospital admission. One of the clinical cognitive errors is "premature closure," with humans tending to stop examining problems after finding an appropriate conclusion. In this case, the patient was brought to us with a diagnosis of organ damage due to sepsis; however, we resisted premature closure and continued the investigation. It is clinically useful to withhold the diagnosis and declare the case "NYD (not yet diagnosed)." With herbal and non-prescription medications especially, the patient may

JCOPY 498-14852

be unaware that they have ingested medications. If there is a possibility that DILI is present but not clear, a patient history should be obtained, and without premature closure of other diagnoses.

In conclusion, the organ damage caused by OTC drugs and herbs can be difficult to diagnose and is potentially fatal. The DLST is informative for herb-induced organ damage, but false positives should be noted. Repeated history-taking and exclusion of other diseases are crucial for definitive diagnosis. Furthermore, the appropriate recognition of organ damage due to non-prescription drugs requires careful attention to avoid the premature termination of differential diagnoses.

〜〜〜

（和訳）
　本症例では肝障害について検索する中で，以下の教訓を得た．第一に，肝障害は市販薬が原因だとしても重症化する場合がある．第二に，DLST は DILI の検査としては利用できるが，特に漢方製剤での偽陽性について注意が必要であり，他の疾患を十分に除外する必要がある．最後に，肝障害の原因がはっきりしない場合には，患者の病歴聴取を慎重に繰り返すべきだ．

　これまでの報告では，欧米においては一般的な医療行為による DILI が最も多く，アジアでは伝統的な薬剤による DILI が最も多いとされている．この患者においては，市販の漢方製剤であるカイゲンが DILI の原因として疑われた．日本の伝統的な薬草製剤は，一般的に「漢方」と呼ばれており，西洋薬と同じように管理され流通している．漢方薬には医師の処方箋が必要なものもあれば，カイゲンのように患者が自分の裁量でドラッグストアで購入できるものもある．薬物性黄疸を呈した患者の約10%が死亡あるいは肝移植を必要とすると報告されている．本症例は黄疸を伴う胆汁うっ滞性の DILI であり，生命が脅かされる可能性があった．腎障害を伴っていたため，今回の症例は米国薬剤性肝障害ネットワーク基準および国際 DILI 専門家ワーキンググループ基準のどちらにおいても重症であると分類された．薬草や市販薬に関連する有害事象は過小評価されがちだが，今回のような例もあるため気を配るべきである．また本例は，漢方薬に対し薬剤リンパ球刺激試験（DLST）が陽性になった．一般的に，DLST は薬剤過敏症の診断に有用な in vitro の手法である．ただし漢方薬を対象とした DLST の偽陽性は頻度が高いことに注意を払う必要がある．したがって，特に DLST 陽性に漢方薬が関与する場合は，DLIL に臨床的に類似した

疾患を慎重に除外することが不可欠となる．肝障害が薬剤性であるかどうかを判断する場合には，薬物への曝露が肝障害の発症に先行しているか，肝障害をきたす他の原因が除外されているか，その薬剤を中止すると肝障害が改善するか，再びその薬剤に曝露したときに肝障害が再発するか，といったことを考慮することが重要とされている．本症例においては，これらの4つの重要な要素のうち，最初の3つに該当した．さらに日本消化器関連学会週間（DDW-J）2004 スコアに則り，薬剤性以外の肝障害の原因を除外した．そして，その他にも全身性炎症反応症候群（SIRS）や臓器障害を起こしうる感染症や自己免疫疾患を慎重に除外した．DDW-J 2004 スコアとは，DILI の国際的な診断基準である Roussel Uclaf Causality Assessment Method（RUCAM）スケールを改変して開発されたものである．DDW-J 2004 スコアの評価項目には DLST を含んでいることが特徴である．本症例は抗菌薬への治療反応性を欠き，病因は非感染症であると判断し，抗菌薬はすぐに中止とした．そして SIRS と臓器障害は経時的に自然軽快していった．よって本患者は敗血症は否定的であるといえる．臨床経過もまた鑑別診断に役立つものである．疲労感，脱力感，食思不振，発熱，悪寒，腹痛といった非特異的症状も DILI の症状と考えられ，これらの症状は予後不良に関連していると言われている．また，これらの非特異的な症状は敗血症と DILI の鑑別を困難にするだろう．

　もし肝障害の原因が不明な場合は，薬物の摂取歴が明らかになっていない可能性があるため，病歴聴取を繰り返すことが非常に重要である．病歴は，肝障害に先行する薬物摂取，薬物中止後の肝障害の改善，他の肝障害の原因除外など，DILI を診断するために鍵となる情報を得るためにも大切だ．臨床家は患者に対して，病歴の要約や優先順位づけを求めるものであるが，患者にとってはそれは難しい営為であり，患者は何が普通で，何を伝えるべき重要な情報かを理解していないことが多い．したがって，単回の病歴聴取では不十分である．今回の症例では，患者とその家族に，直近の食事，屋外活動，服薬歴などを繰り返し聴取した．入院してから1週間後に，患者は入院する前に市販薬を内服していたことを思い出した．臨床的な認知エラーのひとつに「早期閉鎖」というものがある．これは人間はそれらしい結論を見出すと問題を検討することをやめてしまう傾向のことである．本症例では敗血症による臓器障害と診断されて我々のもとに搬送されてきたが，我々は早期閉鎖に抗い検討を続けた．診断を留保し「診断未確定（NYD）」とラベリングすることは，臨床的に有用である．特に漢方薬や市販薬に関して，患者は薬物を摂取したという自覚を持ちづらいことがあるとされている．もし DILI の可能性があるけれども不明確な場合，診断の早期閉鎖をすることなく，患者の病歴を把握する必要がある．

JCOPY 498-14852

　結論として，市販薬や薬草による臓器障害は診断が難しく，時に致命的になる可能性がある．DLST は薬草によって引き起こされた臓器障害の診断に有用ではあるが，偽陽性に注意する必要がある．病歴聴取を繰り返すことと，他の疾患を除外することは，確定診断のために重要だ．さらに市販薬による臓器障害を適切に認識するためには，鑑別診断が早期に終了しないように注意を払う必要がある．

　Discussion は全部で 4 段落で，Learning point ❶と Learning point ❷に関連する言及を交互に 3 回繰り返します．視覚的に赤→グレー→赤→グレー→赤→グレーという構成になっているのがわかると思います．

　まず第一段落では，Case presentation から得られた情報の要約をおこないます．医学研究論文でも Discussion の最初には鍵となる研究結果（Key result）が配置されます．ここには症例から得られた Learning point を言い換えたり，そのまま記載してもいいでしょう．Introduction の最終段落を作成するときに立てた問いに対する答えをしっかり含むことが望ましいです．今回例示した Case report では，少し話題を膨らませて DLST についても記載していますが，Introduction で立てた「市販の漢方薬により重篤な臓器障害が起きるのだろうか？」「病歴聴取を繰り返すことは，隠れた肝障害の原因を明らかにしうるのだろうか？」という問いに対し，症例を通じて「肝障害は市販薬が原因だとしても重症化する場合があるとわかった．」「肝障害の原因がはっきりしない場合には，患者の病歴聴取を慎重に繰り返すべきだとわかった．」と Discussion の最初の段落でレスポンスをするイメージです．

　次に第二段落と第三段落では，ひと段落ひとつの Learning point について深掘りしながら自分の考えを伝えていく場所です．ここが Case report のメインディッシュです．初心者にとっては一番の難敵になるのがこの部分です．この難敵を倒すためのキーワードはズバリ「往復」です．Discussion は「文献から得た情報」と「自分の症例」を行ったり来たりしながら「自分の見解」

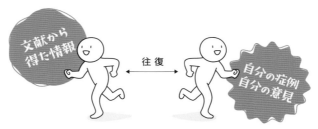

文献情報と意見の往復

を導き出し読者に納得してもらうコンテンツです．上記に例示した文章では，「文献から得た情報」に関する記述には下線を引き，「自分の症例」や「自分の見解」に関する記述は赤字にしています．具体的に当該箇所を抜粋しながら説明していきます．

In previous reports, DILI is most often caused by conventional medical care in the United States（US）and Europe, while traditional medical preparations caused DILI most often in Asia.[1,5] In this patient, the OTC herbal medication "Kaigen" was suspected to be responsible for DILI.

〰〰

（和訳）
　これまでの報告では，欧米においては一般的な医療行為による DILI が最も多く，アジアでは伝統的な薬剤による DILI が最も多いとされている．この患者においては，市販の漢方製剤であるカイゲンが DILI の原因として疑われた．

　文献的に日本が属するアジア圏では，西洋薬よりも伝統的な薬剤による肝障害が多いことがわかりました．次の文章では今回の症例について言及し，

JCOPY 498-14852

疫学的に一般的なパターンに含まれることを伝え，読者にとって身近な問題となりうると思ってもらうことを期待しました．Case reportで論じたい疾患の疫学情報は，ときにDiscussionで役立ちます．自分の症例は珍しいのか，一般的なのか．珍しいならば，希少性が価値になります．一般的であることはDiscussionを構成する要素としては，損なことではありません．読者の身近な問題である可能性を伝える材料になりえます．疫学だけでなく，一般的な症状，検査所見，経過，治療を文献的に知ることで，自分の症例の見どころが浮き彫りになります．書き始めたはいいものの，文献検索がうまく進まずに困っているという方は，一般的な疾患の情報が書いてある文献をいくつか探しましょう．まずは「大きい情報を探せ」ですね．一度よい文献に出会うことで芋づる式に知識が増え，自分の症例への見方が洗練されます．最初は苦しくでも前向きにがんばっていきましょうね．

It has been shown that approximately 10% of patients with drug-induced jaundice die or require liver transplantation.[1] This was a case of cholestatic DILI with jaundice, which was potentially life-threatening. Due to the accompanying renal impairment, this case was classified as severe according to both the US Drug-Induced Liver Injury Network criteria[6] and the International DILI Expert Working Group criteria.[7] Adverse events associated with herbal medications and OTC medicines are often underestimated; however, as in this case, clinicians should be vigilant.

（和訳）
　薬物性黄疸を呈した患者の約10%が死亡あるいは肝移植を必要とすると報告されている．本症例は黄疸を伴う胆汁うっ滞性のDILIであり，生命が脅かされる可能性があった．腎障害を伴っていたため，今回の症例は米国薬剤性肝障害ネットワーク基準および国際DILI専門家ワーキンググループ基準のどちらにおいても重症であると分類された．薬草や市販薬に関連する有害事象は過小評価されがちだが，今

　さて，次の例です．下線を引いた文と，赤字の文が交互に出てきます．薬剤性肝障害で黄疸が出ると死亡リスクがあるという文献的な情報を提示し，次に，自分の症例もそれに該当すると明示します．さらに，本例は重症であるということを，複数の重症度分類を引用して説明します．これらのことをふまえて，薬剤性肝障害に気を配りましょうねという自分の見解を提示することができます.「重症になるかもしれないので，薬剤性肝障害に気をつけようね！」ということを伝えるために，文献的な情報→自分の症例の情報→文献的な情報→自分の解釈という風に，文献と自分の症例・意見を行き来するわけです.

　もう少し,「往復」の例を見ていきましょう.

If the etiology of liver injury is unclear, repeated history-taking is of utmost importance, as there may be an undisclosed history of drug ingestion. Medical history is also significant for obtaining key details to diagnose DILI such as drug intake preceding liver injury, improvement of liver injury after drug cessation, and exclusion of other causes of liver injury.[9] Clinicians asking patients to summarize and prioritize their medical history can be difficult, patients often do not understand what is normal, and the important information they should be relaying.[11] Therefore, a single medical history interview is insufficient. In this case, we asked the patient and his family repeatedly about their recent dietary, outdoor activity, and medication history. One week after admission, the patient recalled having taken OTC medications prior to hospital admission.

JCOPY 498-14852

（和訳）

　もし肝障害の原因が不明な場合は，薬物の摂取歴が明らかになっていない可能性があるため，病歴聴取を繰り返すことが非常に重要である．病歴は，肝障害に先行する薬物摂取，薬物中止後の肝障害の改善，他の肝障害の原因除外など，DILI を診断するために鍵となる情報を得るためにも大切だ．臨床家は患者に対して，病歴の要約や優先順位づけを求めるものであるが，患者にとってはそれは難しい営為であり，患者は何が普通で，何を伝えるべき重要な情報かを理解していないことが多い．したがって，単回の病歴聴取では不十分である．今回の症例では，患者とその家族に，直近の食事，屋外活動，服薬歴などを繰り返し聴取した．入院してから 1 週間後に，患者は入院する前に市販薬を内服していたことを思い出した．

　「病歴は何度も丁寧に聞きましょうね！」というシンプルなメッセージを伝えたいわけですが，症例を通じて読者に腹落ちしてもらう必要があります．病歴聴取を繰り返しましょう（自分の解釈）→薬剤性肝障害を診断するのに必要な鍵となる病歴の例（文献的な情報），患者が自分の病歴を語ることの難しさ（文献的な情報）→今回の症例でも繰り返しの問診で重要な情報を得られた（自分の症例の情報）という「往復」の流れです．「何度も病歴を聞かなくてはいけないのはなんでなんだろう？」という疑問から，患者自身が自らの症状や病歴を話す際に障壁となる要因を調べました．

One of the clinical cognitive errors is "premature closure," with humans tending to stop examining problems after finding an appropriate conclusion.[12] In this case, the patient was brought to us with a diagnosis of organ damage due to sepsis; however, we resisted premature closure and continued the investigation. It is clinically useful to withhold the diagnosis and declare the case "NYD (not yet diagnosed)."[12] With herbal and non-prescription medications especially, the patient may be unaware that they have ingested medications.[5] If there is a possibility that DILI is present but not clear, a patient history should be obtained, and without premature closure of other diagnoses.

〜〜〜

（和訳）
　臨床的な認知エラーのひとつに「早期閉鎖」というものがある．これは人間はそれらしい結論を見出すと問題を検討することをやめてしまう傾向のことである．本症例では敗血症による臓器障害と診断されて我々のもとに搬送されてきたが，我々は早期閉鎖に抗い検討を続けた．診断を留保し「診断未確定（NYD）」とラベリングすることは，臨床的に有用である．特に漢方薬や市販薬に関して，患者は薬物を摂取したという自覚を持ちづらいことがあるとされている．もしDILIの可能性があるけれども不明確な場合，診断の早期閉鎖をすることなく，患者の病歴を把握する必要がある．

　　　　　　　　　　　　　　　　　　　　　　　　　　　”

　最後の「往復」の例です．認知エラー「早期閉鎖」について紹介（文献的な情報）→我々は「早期閉鎖」に陥らないようにしました（自分の症例の情報）→患者は，漢方薬や市販薬に関しては，薬を摂取したと自覚していないことがある（文献的な情報）→薬剤性肝障害の可能性があるときは早期閉鎖に気をつけて，病歴聴取をしましょう（自分の解釈）という流れです．このパートもまた，「病歴聴取を丁寧に！」という単純なメッセージを伝えたいものなのですが，認知エラーなどを用いて説明しています．「丁寧に病歴聴取をおこなうのは当然なのだけれど，なにがそれを妨げているのだろう？」と疑問に思って，調べものをしていきました．「〇〇は大切だから，積極的におこなおうね！」と伝えたいとき，「大切なのに，なぜ〇〇できないことがあるのだろうか？」と思考を反転させることで，調べものが捗（はかど）ります．同じ物事を違う枠組みで考えることを**リフレーミング**と言いますが，Case report 執筆でも役

JCOPY 498-14852

立ちます.

　今回の例では文献的な情報は「大きい情報」ばかりでしたが，漢方による薬剤性肝障害の Case report を集めて（「小さい情報」），それらとの差異を強調することで自分の症例を際立たせることもひとつの手段です．今回の Case report は，診断に関する教育的なメッセージが主でしたので，「大きい情報」のみの方がよいと判断しました．しかし通常，疾患や状況の特殊性を議論する Case report が多いため「小さい情報」を活用することも効果的な場合が多いです．

　Discussion の最終段落は結論です．Conclusion という別項に分かれているジャーナルもあります．Discussion の冒頭の段落で述べた Key result に Discussion 内で議論した話題の要素を修飾してまとめていきます．Learning point ❶と Learning point ❷に関連する言及を順番におこないます．場合によっては Learning point そのものを記載するのでもよいかもしれません．簡潔に Case report の勘所を把握できることが重要なので短いパラグラフでよいのですが，数センテンスは必要です．

6 Case presentation

まずは例文から見ていきましょう．

Case presentation

A 67-year-old male was admitted to the hospital with a fever, jaundice, and fatigue. He had hypertension and was taking telmisartan (40 mg) and amlodipine besylate (5 mg) for the long term. He had no history of allergies, drank approximately 80 grams of alcohol equivalent daily, had a desk job, and played baseball on his days off. He had not recently eaten shellfish or wild game meat and had not ingested any toxic plants. Abdominal ultrasonography, computed tomography (CT), and magnetic resonance cholangiopancreatography（MRCP）were performed to investigate the cause of jaundice; however, no morphological abnormalities were observed in the hepatobiliary system（Figure 1）. As such, he was diagnosed with a bacterial infection due to organ damage with systemic inflammatory response syndrome（SIRS）. He was treated with cefotiam 1 g twice daily. However, on the third day of hospitalization, his liver damage and acute kidney injury progressed, and the patient was transferred to our hospital for intensive care.

（和訳）
　67歳の男性が，発熱，黄疸，易疲労のため病院に入院した．彼は高血圧症の既往歴があり，テルミサルタン（40 mg）とアムロジピンベシル酸塩（5 mg）の長期にわたる服用歴がある．アレルギーはなく，飲酒量は1日あたりアルコール量にして80 g，職業はデスクワーク，趣味は休日に野球をすることであった．患者は直近で貝類やジビエ肉を食べておらず，毒性植物の摂取もなかった．黄疸の原因検索のため，腹部超音波検査，CT検査，磁気共鳴胆道膵管造影（MRCP）が実施された．しかし，肝胆道系の形態学的な異常は認められなかった（図1）．よって細菌感染症により，全身性炎症反応を伴う臓器障害をきたしていると診断された．セフォチアム1 gの1日2回投与で治療されたが，第3入院病日に肝障害と腎障害が進行したため，集中治療目的に我々のもとに転院してきた．

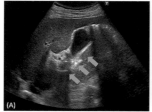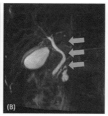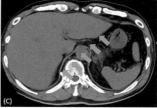

Figure 1: Imaging studies of the hepatobiliary system
(A) Ultrasonography, (B) magnetic resonance cholangiopancreatography, and (C) non-enhanced computed tomography. No morphological abnormality was found in the hepatobiliary system (arrows).

JCOPY 498-14852

〜〜〜

(和訳) *図 1: 肝胆道系の画像検査*

(A) 超音波検査. (B) 磁気共鳴胆道膵管撮影. (C) 単純 CT 検査. 肝胆道系に形態学的な異常を認めなかった (矢印).

During the physical examination, his blood pressure, pulse rate, respiratory rate, oxygen saturation, and body temperature were 115/55 mmHg with little norepinephrine (maximum: 0.08 μg/kg/min), 120 beats/minute with atrial fibrillation, 30 breaths/minute, 98%, and 38.0℃, respectively. A small dose of norepinephrine was required; however, there was no prolonged shock. There were no specific physical findings in the abdomen; however, he had marked jaundice all over his body and localized urticaria on the right anterior chest.

The laboratory tests indicated prominent cholestatic liver damage, kidney injury, and inflammatory findings. Meanwhile, the patient's coagulation ability was almost maintained (Table 1).

(和訳)

　血圧は 115/55 mmHg で少量のノルアドレナリン (最大 0.08 μg/kg/min) を要し, 心拍数は 120 回/分の心房細動で, 呼吸数は 30 回/分, SpO$_2$ は 98%であった. 少量ノルアドレナリンは要したものの, ショック状態が続くことはなかった. 腹部に診察所見はなかったが, 全身の著明な黄染と, 前胸部に限局した膨疹を認めた.

　採血検査結果では, 著しい胆汁うっ滞性肝障害, 腎障害, 炎症所見を認めた一方で, 凝固能は概ね保持されていた (表 1).

Laboratory tests	Results	Normal range
White blood cell counts (/μL)	14,300	3,900–9,800
Hemoglobin (g/dL)	12.3	13.5–17.6
Platelet count (×10³/μL)	205	131–362
Aspartate aminotransferase (U/L)	32	10–40
Alanine aminotransferase (U/L)	45	5–40
γ –glutamyl transpeptidase (U/L)	372	<70
Total bilirubin (mg/dL)	13.6	0.3–1.2
Direct bilirubin (mg/dL)	12.6	<0.4
Alkaline phosphatase	427	38–113
Ammonia (μg/dL)	35	30–80
Amylase (mg/dL)	366	37–125
Lipase (mg/dL)	733	13–55
Creatinine (mg/dL)	2.44	0.17–1.00
Blood urea nitrogen (mg/dL)	47.3	8.0–22.0
C–reactive protein (U/L)	24.6	<0.14
Activated partial thromboplastin time (sec)	27.2	24.3–36.0
Prothrombin time (% in the normal range)	96.0	70–130
Fibrin/fibrinogen degradation products (μg/mL)	17.8	<4.0
D–dimer (μg/mL)	6.08	<1.0
Fibrinogen (mg/dL)	932	150–400

Table 1: Laboratory test results on admission to our intensive care unit

（和訳）**表 1: 集中治療室入室時の採血検査所見**

Although the patient was in SIRS, there was no infection focus on imaging, and both blood and urine cultures were negative. Moreover, the clinical response to antibiotics was unfavorable; therefore, they were promptly discontinued assuming that organ damage due to sepsis was unlikely. To further investigate the cause of the multiple organ damage, the patient and his family underwent repeated history taking and additional laboratory testing, as shown in Table 2. In addition to the common causes of hepatic and renal damage, we tested for rickettsiosis and leptospirosis as they reported partaking in outdoor leisure activities regularly.

JCOPY 498–14852

（和訳）

　患者は SIRS の状態であったが，画像検査では感染巣を認めず，血液および尿の培養は陰性であった．そして抗菌薬への治療反応性に乏しかった．したがって，敗血症による臓器障害は否定的と判断し，我々はすぐに抗菌薬を中止した．臓器障害のさらなる原因精査のため，患者とその家族に何度も病歴聴取をおこなうとともに，表2に示すように追加検査を施行した．一般的な肝臓，腎臓の障害の原因に加えて，彼の定期的な屋外レジャー歴を考慮してリケッチア症，レプトスピラ症に関する検査もおこなった．

Laboratory tests	Results
Bacteriological investigation	
Blood culture	Negative*
Urine culture	Negative*
Endotoxin	Negative
Mycoplasma pneumoniae, serological tests	Particle agglutination method: negative, complement fixation method: negative
Orientia tsutsugamushi	Serological test: IgG (−), IgM (−) PCR: negative
Rickettsia japonica	Serological test: IgG (−), IgM (−) PCR: negative
Leptospirosis (15 serotypes), microscopic agglutination test	Acute phase: negative, convalescent phase: negative
Viral investigation	
Hepatitis A (HA)	IgM–HA antibody: negative
Hepatitis B (HB)	HB surface antigen: negative, HB surface antibody: negative, HB core antibody: negative, HB e antigen: negative, HB e antibody: negative
Hepatitis C (HCV)	HCV antibody: negative, HCV core antigen: negative
Hepatitis E (HEV)	IgA–HEV antibody: negative
Epstein–Barr virus	VCA–IgG: 1:40, VCA–IgM: negative, EA–IgG: negative, EBNA: 1:20
Cytomegalovirus	Serological test: IgG (+), IgM (−)
Autoimmunological investigation	
Serum immunoglobulin level	IgG, IgG4, IgM: all within normal limit
Antinuclear antibodies	Negative
Anti–GBM antibody	Negative
PR-3 ANCA	Negative
MPO–ANCA	Negative
Anti-mitochondria antibody	Negative

Table 2: Results of the investigation for the cause of liver and kidney impairment

Unless otherwise specified, serological tests were all taken during the acute phase. ＊Taken before antibiotic administration.

IG, immunoglobulin; PCR, polymerase chain reaction; HA, hepatitis A; HB, hepatitis B; HCV, hepatitis C virus; HEV, hepatitis E virus; VCA, virus capsid antigen; EA, early antigen; EBNA, Epstein–Barr nuclear antigen; GBM, glomerular basement membrane; PR-3 ANCA, proteinase-3-antineutrophil cytoplasmic antibody; MPO-ANCA, myeloperoxidase antineutrophil cytoplasmic antibody

On day seven of hospitalization, the patient recalled taking an OTC flu medication, Maoto and Kaigen® (Kaigen Pharma Co., Ltd., Osaka, Japan), approximately five days prior to hospital admission. Maoto is a Japanese herbal medicine composed of Ephedra herb, apricot kernel, cinnamon bark, and Glycyrrhiza root. Kaigen is a combination of herbs (Glycyrrhiza root, cinnamon bark, and ginger rhizome), acetaminophen, dl-methylephedrine hydrochloride, and caffeine anhydrous. We suspected DILI due to Maoto or Kaigen and subsequently performed DLST, which was positive for Kaigen. DLSTs for acetaminophen, dl-methylephedrine hydrochloride, and anhydrous caffeine were all negative. The Digestive Disease Week Japan (DDW-J) 2004 score was calculated as six points, indicating a high likelihood of DILI due to Kaigen.[4]

As other causes were unlikely, the patient was diagnosed with DILI. We observed the clinical course of the patient, and both his laboratory data and fever improved spontaneously (Figure 2). The patient's condition was stable; therefore, he was discharged on day 15 of hospitalization. At the outpatient follow-up visit 61 days after discharge, the patient's liver injury, kidney injury, and inflammatory findings had all normalized.

（和訳）

　　入院第7病日に，患者は市販の風邪薬の麻黄湯とカイゲンを入院の約5日前に飲んでいたことを思い出した．麻黄湯とは麻黄，杏仁，桂皮，甘草からなる漢方薬である．カイゲンは生薬（甘草，桂皮，生姜）とアセトアミノフェン，dl-メチルエフェドリン塩酸塩，無水カフェインの合剤である．我々は麻黄湯やカイゲンによるDILIを疑ってDLSTをおこなったところ，カイゲンでDLSTが陽性であった．アセ

トアミノフェン，dl-メチルエフェドリン塩酸塩，無水カフェインに対する DLST は
全て陰性であった．DDW-J 2004 スコアは 6 点で，これはカイゲンによる DILI の可
能性が高いことを示すものである．

　他の原因が否定的であり，その患者は DILI と診断された．臨床経過を観察したと
ころ，検査データや発熱は自然に軽快していった（図 2）．患者の状態は安定してい
たため，第 15 入院病日に退院した．外来フォローアップをおこない，退院 61 日後
に，肝障害，腎障害，炎症所見はすべて正常化した．

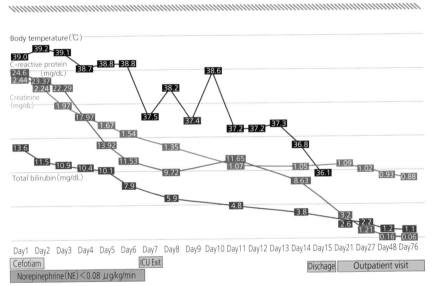

Figure 2: Overview of the clinical course

The clinical course of the patient. Both the laboratory findings and the patient's
fever improved spontaneously.

*(和訳) **図 2: 臨床経過の概要***
　臨床経過を示す．検査データと発熱の両方とも自然軽快していった．

Case presentation は患者情報や臨床経過を記載するパートです．ここでの要点はズバリ，**Learning point 理解のノイズになることは書かない**ことです．Case presentation は臨床推論の場ではありません．全ての検査結果を列挙する必要はありません．構成の上で除外診断に必要などということであれば陰性所見は列挙したほうがよい一方，結果的に Learning point に関係性の薄い検査は，検査を施行したことすら書く必要がない場合も多いです．実臨床上は大切なイベントであっても論文としてはカットしたほうがいいこともあります．一例ですが，些細なものを含めて 10 個以上も既往歴があり，20 種類も内服薬を飲んでいる患者もたまにいますが，これらを全て列挙されていると邪魔ですよね．Case report は Learning point の乗り物であるということを思い出すとよいでしょう．したがってポリファーマシーに関する Learning point の場合は，むしろ 20 種類の内服薬を列挙したほうがいいですし，表にして見やすくしたほうがもっといいと思います．

なお Learning point 理解のノイズになることを削るというのは，Learning point に矛盾することを秘匿することとは全く違います．これでは研究不正のうち改ざんになってしまいます．しかし Learning point に関与していることにだけ言及と言っても，やはり最低限は書かなければならないことがあります．例えば，通常，既往歴や内服歴は触れることが多いですし，救急患者であればバイタルサインは必要ですよね．何を書くべきか，どの程度のサイズ感で書くべきかは，領域，Learning point の内容，文字数制限に大きく依存します．全て網羅する必要はないということを強く意識すれば大丈夫です．極論をいうと，嘘は書かない，しかし全て書かないということです．

また，Figure 2 に示す通り，臨床経過を 1 枚の図にし，読者が一目でその Case のことを把握するというのもよく使われる手法です．臨床経過が，Learning point の理解を促す場合は積極的に利用しましょう．逆に，Learning point のノイズになる場合は，ない方がよく，惰性で図を掲載することは避けましょう．

JCOPY 498-14852

7 ▮ Abstract

最後は Abstract（要約）です．読者は Abstract をサッと見て，本文を読む
かどうかを決めます．Case report のお店の玄関口に相当するので，クリアに
Learning point を伝達することを意識しましょう．玄関が汚いとか，怪しい
印象を与えるお店には，みなさんも入らずスルーしますよね．

Learning point が明確であれば，すぐに書くことができます．本文は既に
書き上がっていると思いますので，作業としては本文を抜粋して体裁を整え
ればよいだけです．つまり「どういう全体構成にするか？」の勝負です．

Abstract

Drug-induced liver injury (DILI) is difficult to diagnose as it presents with a wide
variety of clinical manifestations and there is no established specific biomarker.
However, clinicians require expertise in diagnosing DILI as it can lead to critical ill-
ness, is relatively common, and can be caused by a variety of drugs, herbal medi-
cines, and supplements. A 67-year-old male was admitted to the hospital with a
fever, jaundice, and fatigue. Abdominal ultrasonography, computed tomography, and
magnetic resonance cholangiopancreatography revealed no morphological abnormal-
ities in the hepatobiliary system. On the third day of hospitalization, the liver damage
and acute kidney injury progressed, and the patient was transferred to our intensive
care unit. To further investigate the cause of multiple organ damage, the patient
underwent repeated history taking and additional laboratory testing. In addition to the
common causes of hepatic and renal damage, we also tested for rickettsiosis and lep-
tospirosis, as the patient reported partaking regularly in outdoor leisure activities. On
day seven of hospitalization, the patient recalled taking over-the-counter herbal flu
medications approximately five days prior to admission; therefore, we suspected
DILI and performed a drug-induced lymphocyte stimulation test (DLST). The

DLST was positive for one drug. As other causes had been ruled out, the patient was diagnosed with severe DILI. The clinical course of the patient was observed with the patient's laboratory data and fever improving spontaneously. This case taught us several important lessons for the investigation of liver injury. Firstly, even with over-the-counter drugs, liver injury can be severe. Secondly, while the DLST is available for investigating DILI, false positives, especially for medicinal herbs, should be noted, and it is necessary to adequately rule out other diseases. Finally, when the cause of liver injury is unclear, patient history taking should be repeated carefully.

〜〜〜

（和訳）

　薬剤性肝障害（DILI）は多様な臨床症状を呈し，確立された特異的バイオマーカーがないため，診断が困難である．しかし DILI は重症化する可能性があり，そして比較的一般的で，多様な薬物・漢方薬・サプリメントが原因となるため，臨床医は診断に習熟する必要がある．67 歳の男性が発熱，黄疸，疲労感で入院した．腹部超音波検査，コンピュータ断層撮影，磁気共鳴胆道膵管撮影では，肝胆道系に形態学的な異常は認められなかった．入院 3 日目に肝障害と急性腎障害が進行し，当院の集中治療室に転院となった．多臓器障害の原因をさらに調べるため病歴聴取と追加の検査が繰り返された．一般的な肝障害，腎障害に加えて，屋外でのレジャーを定期的におこなっていることからリケッチア症，レプトスピラ症の検査を施行した．入院 7 日目に，入院の約 5 日前に市販の漢方感冒薬を服用したことを思い出したため，DILI を疑って薬剤誘発性リンパ球刺激試験（DLST）を実施したところ，1 種類の薬剤で陽性となった．他の原因が否定されたため，患者は重症 DILI と診断された．臨床経過としては，臨床検査データや発熱の自然軽快が観察された．この症例は，肝障害について検討する上でいくつかの重要な教訓を示した．第一に，市販薬でも肝障害が重篤化することがあること．次に，DLST は DILI の検査として利用できるものの特に漢方に対する偽陽性には注意が必要であり，他の疾患を十分に除外することが必要である．そして，肝障害の原因が不明である場合には，患者への病歴聴取を慎重に繰り返す必要がある．

JCOPY 498-14852

　まずは冒頭は背景情報です．各 Learning point に関連する簡便な導入から書き出します．Learning point ❶，Learning point ❷の順番に端的に書いていきます．1〜3 文になることが多いです．例文では最終的に Learning point ❷の部分は冗長になってしまいカットしました．しかし，Abstract 全体に言えることですが，基本の型として各 Learning point について交互に触れておき，最後に文字数や全体像に応じて整理します．

　次に症例提示です．症例の概略がパッとわかるだけではなく，Learning point が理解できるような情報をピックアップします．通常，検査の陰性情報は掲載しないことが多いですが，今回は Learning point ❶にあるように「薬剤性肝障害は除外診断である」というメッセージを含めるために陰性情報をピックアップしています．また「重篤化することがある」というメッセージも伝わるように意識しました．Abstract 全体の中では，症例提示の分量のウェイトが大きくなります．

　最後に，結論です．ここには Learning point そのものを置くだけで OK です．筆者は "This case taught us several important lessons for〜." などと置くことで結論を強調する手をよく使います．そしてこれに引き続いて Learning point ❶，Learning point ❷の順番で記して完成です．

　補足ですが，略語を用いたいときは初出時に必ずスペルアウトすることを忘れないでくださいね．注意事項としては Abstract で出てきた略語も，本文で初出するときにもう一度スペルアウトしてください．

　やっと書き終わりましたね！　さて，最後にタイトルについて考えていきましょう．Abstract がお店の玄関口なら，Title は看板でしょうか．今一度，Learning point を眺めながら，症例が持つ要素のうち，どれが読者の目を引くか選んでみましょう！

　今回，題材として紹介した Case report のタイトルは，"Severe drug-induced liver injury from over-the-counter medication.（市販薬によって引き起こされた重篤な薬剤性肝障害）"です．重い薬剤性肝障害は市販薬など多様な薬剤で起きうることを示し，多くの読者に自分事として興味を持ってもらえたらと願いました．これは Learning point ❶の内容を織り込んだものです．そのほかにも Learning point ❷をふまえ「慎重な病歴聴取を大切にしよう」というメッセージを含めることも候補にしましたが，メッセージは多要素になるほど解像度が下がるのでカットにしました．他人に何か伝えたいときは，ちょっと少ないかな……くらいの情報量の方がちょうどよいものです．

8 CARE ガイドライン

CARE ガイドラインは，Case report の質を向上させ，標準化するために開発されたガイドラインです（*CARE Case report guidelines, https://www.care-statement.org/checklist,* 2023-05-22 アクセス）．これを参考にすることで，あなたの Case report の正確性，透明性，有益性が高まります．各項目ごと（Title，Abstract，Introduction……）に記載すべき内容がチェックリスト形式になっています．どのような Case report が標準的とされているのかが確認できます．また投稿前にも，抜け落ちている重要な観点はないのか？をチェックできます．

JCOPY 498-14852

09 投稿先

1 安くてモラルのある医学ジャーナルとは

　この**章**では，Case report の投稿費用を安く済ませるにはどうしたらよいか
を考えていきます．この本の読者の多くは研究費を持ち合わせていないと思
います．周囲に研究歴がある人がいたり，教育機関で働いていたりする方は
少しお金のアテがあるかもしれません．そうは言っても Case report 出版に
お金をかけようと思えば，数十万円レベルでかかってしまうもので，余裕で
これを拠出できるよ，という方はいないのではないのでしょうか．

　また投稿費用が安いことは重要ですが，モラルも重要な観点です．では，
モラルがある医学ジャーナルとはなんでしょう．投稿者に高額な投稿費用を
請求することなく，かつ，きちんとした査読プロセスをも持つジャーナルだ
と考えます．投稿された論文を評価し，適切な査読者を招き入れ，論文を正
しい方向に導くのは，きちんとした医学ジャーナルの役割です．

　論文の Case report の出版料（Article Processing Charge, APC）は，0〜50
万円の範囲とかなり幅があります．この中には，高額な APC を請求しなが
らも，きちんとした査読プロセスを持たずにどんどん論文掲載をしていく悪
徳なジャーナル（通称ハゲタカジャーナル）があります．ハゲタカジャーナ
ルについては後述しますが，まずは悪徳なジャーナルから距離をおく一般的
な方法をみていきましょう．

　ひとつは国内学会が発行する英文の医学ジャーナルに注目することです．
きちんとした国内学会が発行しているジャーナルが詐欺まがいの悪徳行為を
おこなうことはまずないと思ってよいでしょう．学会からの助成で APC が
安く設定されていたり，学会員であれば大幅ディスカウントを受けられるよ

うになっていたりします．注意点としては，学会員であることが投稿に際しての必須資格になっている場合がある点ですが．とはいえ高額なジャーナルで出版するよりも，学会費を払ったほうが結果的に安く済む可能性は大いにあります．

国内学会が発行する英文医学ジャーナルのうち Case report を受け付けているものの例として，**Internal Medicine**（日本内科学会），**Surgical Case Reports**（日本外科学会），**Journal of Infection and Chemotherapy**（日本化学療法学会，日本感染症学会，日本環境感染学会），**Laboratory Medicine International**（日本臨床検査医学会），**Allergology International**（日本アレルギー学会），**CEN Case Repors**（日本腎臓学会），**Journal of Rural Medicine**（日本農村医学会），**Journal of General and Family Medicine**（日本プライマリケア連合学会）などがあります．これらは低予算かつ比較的ジェネラルな領域を扱うジャーナルですのでぜひ投稿を検討してみてください．

同じように海外の医師会や学会誌も悪徳性は低いと推定できます．**BMJ Case Reports**（英国医師会），**The Egyptian Journal of Internal Medicine**（エジプト内科学会），**Singapore Medical Journal**（シンガポール医師会）などは安価に Case report を受け付けています．

そういえば，マサチューセッツ医学会が発行するかの有名なジャーナルも臨床画像系の Case report を受け付けています．そう，泣く子も黙る世界五大医学ジャーナルのひとつ，**New England Journal of Medicine**（NEJM）です．余談ですが筆者は学生のとき，NEJM はイングランドのジャーナルだと思っていました……．頭のいい同級生が，ニューイングランドは，イングランドからの移民が入植した地域であり，学術的な文化を形成している場所だと教えてくれました．アメリカ最古の大学はニューイングランドにあり，かの有名なハーバード大学です．NEJM の編集部はハーバード大学医学部図書館の中にあるそうです．

JCOPY 498-14852

病院や大学・研究機関が発行しているジャーナルにも，安価にCase report を受け付けているものがあります．**GHM Open**(国立国際医療研究センター)，**Journal of Nippon Medical School**（日本医科大学），**The Tohoku Journal of Experimental Medicine**（東北大学）がその例です．あなたの出身校にも英語のジャーナルがあるかもしれませんので，ぜひご確認ください．救世主になってくれるかもしれません．

必ずしも営利を目的としていない組織が発行元となっているジャーナルであれば，安心して投稿することができますし，教育的な理念から補助が受けられる可能性があるので注目です．
※ジャーナルの情報は2023年5月時点のものです．最新情報はジャーナルのウェブページをご確認下さい．

2 全てPubMedに載るわけじゃない

PubMedは，アメリカ国立衛生研究所（NIH）が関連組織と運営する，生命科学に関する学術的な検索プラットフォームです．「MEDLINE」や「PMC」というデータベースに登録された論文を検索することができるのです．多くの研究者や医師が，最新の医学情報や研究を調べるために利用しています．「よし，論文を調べよう」と思ったときに最初に開くウェブサイトがPubMedだと思います．

MEDLINEやPMCに論文が登録されるためには審査が必要ですので，全ての医学論文がPubMedで探せるわけではありません．PubMedで探して見つけられるジャーナルは一定の質が担保されていると言えるでしょう．

そんなわけで，Case reportを執筆する際には，PubMedに収載されることを目指すことがひとつの目標にするとよいでしょう．有名なPubMedで自分の名前を検索し，ズラッと論文が出てくるのって憧れちゃいませんか？　世界の研究者・医師が検索するプラットフォームであるPubMedで自分の名

前がヒットすることを初めて確認したときは，まるで世界とつながったかのような感覚になり喜びました．

　世の中にはあまりにも多くの医学ジャーナルがありますので，まずどのジャーナルに投稿するか悩んだときには PubMed でヒットするかどうかで篩いにかけるのがおすすめです．ジャーナルのウェブページに PubMed，MEDLINE，PMC などと通常は書いてあるので判別は難しくありません．また PubMed で，ジャーナル名を検索するのも一手です．

　PubMed 以外にも様々な論文検索プラットフォームが存在します．例えば，Google Scholar，Scopus や Web of Science などが挙げられます．これらのデータベースも，多くの研究者に利用されていますので，PubMed に収載されなかったとしても，あなたの Case report は世界中の研究者の役に立つ可能性は十分にありますのでご安心ください．事実，PubMed でヒットしない Case reoprt も引用されたことがあり，きちんと誰かのもとには届いているのだなと実感するところです．

3 症例報告に Impact factor は要らない

　Case report を執筆する際に，インパクトファクター（Impact factor）を意識する必要はありません．インパクトファクターとは，あるジャーナルに掲載された論文が平均的にどれだけ引用されているかを示す指標です．一般的には，インパクトファクターが高いジャーナルほど，そのジャーナルが発行する論文の質が高いとされています．しかし，実際にはインパクトファクターは，論文の質を必ずしも正確に反映しているわけではありません．高額な出版料と引き換えに，論文を無料で誰にでも読めるような形で公開しているジャーナルがあります（オープンアクセス）．この場合，多くの人が無料で読むことができるので，自ずと引用されることが多くなり，インパクトファクターは，非オープンアクセスのものよりも上昇しやすくなります．

JCOPY 498-14852

　また，多くの医学ジャーナルは，Case report の受け付けを中止したり，インパクトファクター計算の分母にカウントされない "Letters to the editor" という記事タイプにしています．もともと Case report を受け付けていたジャーナルから Case report を分離させ，Case report 専用のジャーナルを創刊する例もあります．これは，Case report は比較的，被引用数が少ないため，ジャーナルのインパクトファクターに悪影響を与えると考えられているからだと推察します．よって，Case report をインパクトファクターの土俵で語ることは難しいのです．

　インパクトファクターを意識することは，確かにモチベーションにつながることがありますが，Case report 執筆の初心者にとっては，インパクトファクターに捉われず，世界のどこかにいるたった1人の臨床家のプラクティスに影響を与えることを目標にする方がよいでしょう．最初は20点の状態でも，30点の状態でもよいので，とにかく書き切って，世に出すことを重視することが大切です．1個書けば道は開けますし，どんどん成長もしてゆきます．よいインパクトファクターのついたジャーナルを目指すのは2本目以降でまったく構いません．まずどんなにいびつでもよいので，形にすることが大切です．この本の読者は，まず1本書き上げよう，さすれば道は開けるの精神で進みましょう．

4 意外と穴場な "特集号"

　特集号とは，医学ジャーナルが発行する，特定のテーマに焦点を当てた一連の論文集のことです．特集号は，そのテーマに関連する研究が集まりますので，そのテーマに興味のある読者が集まり，適切な読者層にリーチする可能性が高くなります．

　自分が「Case report にしたいな～」となんとなく思っている症例があって，偶然にも近接するテーマの特集が組まれていたらラッキーです．そんな珍しいことがあるの？　と思う読者もいらっしゃるかもしれませんが，米国心臓

病学会が発行する **JACC Case report** では，2022年末に興味深い心電図に関する記事を募集していました．救急当直をしていて出会った興味深い心電図ネタを持っているというシチュエーションは十分ありえますよね．アンテナを張っていると思わぬチャンスに遭遇するものです．

　特集号に投稿する最大のメリットは，柔軟な審査が期待できることです．特集号では，通常の号とは異なる編集委員が担当することが多いです．競合が少ないテーマであれば幸運なアクセプトがあるかもしれません．Case report は通常の研究論文に比べてインパクトが低いとされることが多いため，門前払いされることもしばしばです．しかし，特集号であれば引き受けてもらえることがあるかもしれません．投稿形式に Case report と書いていなくても "Other formats will be considered if sufficiently rigorous and impactful. (その他の形式についても，十分に厳密でインパクトのあるものであれば検討します)" などと追記されている場合は果敢にアタックしてみるのもよいかもしれません．閑古鳥が鳴いているテーマであれば，出版に漕ぎつける可能性が十分あると思います．

　さらに，特集号への投稿には締め切りがあるため執筆に追い込みがかかるというメリットもあります．締め切りがあることで，無限に先延ばしにしてしまうことがなくなり，計画的に執筆を進めることができます．これは，特に時間管理が苦手な人にはありがたいメリットですね．イギリスの歴史学者・政治学者であるシリル・ノースコート・パーキンソンが1958年に著作の中で提唱した，パーキンソンの第一法則「仕事の量は，完成のために与えられた時間をすべて満たすまで膨張する」というのは多くの人にとって真実だと思います．締め切りというのは向かい風のように見えて，実は追い風です．

　特集号は医学ジャーナルのウェブページで発見することができます．タイトルはいろいろなので，見つけるのは難しいかもしれません．"Submission open" だとか "Call for submission" などと小さく書いてあることもありま

JCOPY 498-14852

す．そのような募集をしていないジャーナルも多いです．特集号の原稿を募集するときに，最もポピュラーなキーワードは "**Call for papers**" です．投稿先探しで，覚えておくと役に立つことがあるかもしれません．

ただし過去に論文投稿をしたことがある人の元には，メールボックスに "Call for papers!" と書いた募集メールがた来たことがあると思います．このようにメールで来る募集の場合，多くは悪徳ジャーナルや悪徳学会からなので十分ご注意くださいね．

まとめると，特集号は稀な機会ではありますが，アンテナを張っておくと大きなチャンスになってくれる可能性を秘めているので，知識として持っておくとお得ということです．Case report そのものの質をあげることは一朝一夕には困難ですので，受け入れ側であるジャーナルに関する知識をつけることは，大きな味方になってくれます．

5 オープンアクセスとは

オープンアクセスとは，インターネット上で誰もが無料で閲覧できる形で，論文を公開することです．研究者たちが，自らの研究を世界中の人々と共有し，知識の普及や研究の進展を促進することができます．オープンアクセスは，アカデミックな世界で急速に広がり，多くの学術ジャーナルがオープンアクセスを導入しつつあります．

オープンアクセスには主に 2 つの形態があります．それが「ゴールドオープンアクセス」と「グリーンオープンアクセス」です．

▪ ゴールドオープンアクセス

ゴールドオープンアクセスとは，出版社が運営する学術ジャーナルで，論文が掲載されると同時に，無料で全世界に制限なく公開される形態です．ただし，無料で公開されるためには，著者が出版社に対して APC を支払う必

要があります．APC は，出版社の編集・査読プロセスなどのコストを賄うために設定されています．出版に関わる費用は，ジャーナルの購読者が支払うのが，一般的でしたが，最近はオープンアクセス化により，著者が支払うというビジネスモデルが広まっています．オープンアクセスを選択することで，多くの人に自らの成果を見てもらえる一方で，APC は一般的に非常に高額です．

・グリーンオープンアクセス

　グリーンオープンアクセスとは，著者が自分の論文を自分のウェブサイトや所属機関の専用プラットフォーム（リポジトリ）にアップロードし，無料で公開する形態です．ただし，出版社が定める「エンバーゴ期間」という一定期間は，論文の公開が制限されることがあります．エンバーゴ期間が過ぎると，著者は自由に論文を公開できます．グリーンオープンアクセスでの公開形態は，学術ジャーナルに掲載された正式な論文ではなく，査読を経た原稿や，査読前の原稿（プレプリント）を載せるのが一般的です．

　一般に，オープンアクセスといえば，ゴールドオープンアクセスがイメージされることが多いでしょう．

・クリエイティブ・コモンズ

　さて，オープンアクセスの世界では，著作権に関連する重要な概念が「クリエイティブ・コモンズ」です．クリエイティブ・コモンズは，著作者が自分の著作物を他人と共有する際に，どのような利用が許可されているかを明示するライセンス体系です．要するに「この条件を守れば，作品を自由に使っていいですよ」ということです．オープンアクセスの論文には，クリエイティブ・コモンズ・ライセンスが適用されることが多くなってきています．

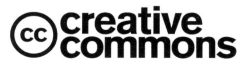

JCOPY 498-14852

　クリエイティブ・コモンズにはいくつかのタイプがありますが，以下の3つがオープンアクセス論文でよく使用されます．

▪ CC BY（表示）

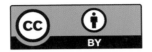

　このライセンスでは，著作者の氏名やライセンス情報を表示する限り，複製，配布，展示，実演，翻訳，翻案等，どのような方法であっても利用が認められます．商業的な利用も許可されています．
(https://creativecommons.org/licenses/by/4.0/)

▪ CC BY-SA（表示-継承）

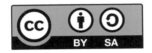

　このライセンスでは，著作者の氏名やライセンス情報を表示し，かつ，派生作品にも同じライセンスを適用する限り，利用が認められます．商業的な利用も許可されています．
(https://creativecommons.org/licenses/by-sa/4.0/)

▪ CC BY-NC（表示-非営利）

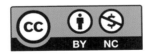

　このライセンスでは，著作者の氏名やライセンス情報を表示し，非営利目的での利用に限って認められます．商業的な利用は許可されていません．
(https://creativecommons.org/licenses/by-nc/4.0/)

　例えば，本書の中でも，薬剤性肝障害に関する Case report（*Satoh K.*

Cureus. 15（1）: e33558.）を転載していますが，本 Case report が掲載されている Cureus 誌のコンテンツは，クリエイティブ・コモンズの下でCC BY（表示）としてライセンスされています．よって，Cureus 誌のコンテンツは，きちんとライセンス情報を明記すれば自由に使うことができるのです．クリエイティブ・コモンズにライセンスされていないジャーナルに掲載された論文を転載する場合には，いくら自分が書いたものだとしても，高額な料金を支払ってライセンスを取得する必要があります．クリエイティブ・コモンズは，著作者を保護しながらも，知的活動の拡散を促進する，インターネット時代の新しいルールです．

クリエイティブ・コモンズを知っていれば，Csae report を執筆する際にも役に立ちます．自分の意見を説明するのに役立つ figure などを見つけた場合に，例えばCC BY（表示）にライセンスされたものであれば，明記の上で自由に転載できます．自分の Case report を読者にとって有益なものに改善できるかもしれません．

オープンアクセスは，知的財産を広く共有し，学術研究の発展を促すために重要な役割を果たしています．医学界でのオープンアクセスの普及は，これからも進んでいきます．その流れに乗り遅れないよう，情報拡散や共有に関する知識をぜひ磨きましょう．オープンアクセスの活用は，学術的な透明性が向上し，結果として，より良い医療の提供につながるのかもしれません．

6 ハゲタカジャーナルに要注意

投稿先を選ぶ場合にはくれぐれも「ハゲタカジャーナル（Predatory journal）」には注意してください．ハゲタカジャーナルは主に，学術的な価値が低く，出版料を徴収することが主目的のジャーナルです．

JCOPY 498-14852

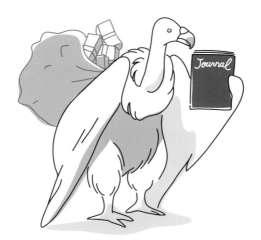

ハゲタカジャーナル

　オープンアクセスの世界には，知財の自由な共有と拡散という，崇高と
いってもよいほどの利点がありますが，ハゲタカも潜んでいます．これらの
ジャーナルは，研究者の知識と努力を悪用ながら利益を追求します．スピー
ド査読やインパクトファクターを謳い文句に，著者から高額な掲載料を徴収
しながらも，査読や編集作業が不十分です．

　明らかなハゲタカジャーナルはすぐにわかります．体裁の整わない怪しい
ウェブページ，編集委員会が明記されていない，APC の明記がない，一方で
インパクトファクターが比較的高いです(自称)．執拗にメールで投稿を勧誘
してくるのも特徴のひとつで，"Greetings!" や "Congratulations!" などとい
う書き出しが多く，うんざりするほどメールボックスを汚染します．イン
ターネット上をクロールして，医師や研究者のメールアドレスを見つけては，
無差別に勧誘メールを送付しています．投稿された論文を，適当にでも掲載
してくれればまだよい方で，投稿して音沙汰なし，気づいたらウェブサイト
ごとなくなっていたという話も聞いたことがあります．

　このような明らかなハゲタカジャーナルを回避するテクニックのひとつと

して，Directory of Open Access Journals（DOAJ）（https://doaj.org）を覚え
ておきましょう．DOAJ はオープンアクセスジャーナルをリストアップして
いるデータベースです．DOAJ に登録されているジャーナルは，一定の基準
を満たしているため，詐欺まがいのジャーナルはリストされないようになっ
ています．

　オープンアクセスの商業誌の全般に言える特徴として，インターネットと
いう紙面の制約がない中で，論文を受理するほど儲かるシステムですので，
アクセプトの水準は古典的な学会誌よりも軟化しやすいです．この流れの中
で極度に拝金主義に傾倒し，倫理から逸脱したものがハゲタカジャーナルで
す．

JCOPY 498-14852

10 準備をしよう

1 ▌症例報告を書くっていくらかかるの？

　Case report を執筆し，投稿するためには様々な費用がかかります．ここでは，その費用について詳しく解説していきます．

▪ 文献購入費用

　Case report を書くためには，参考文献の調査が欠かせません．しかし，すべての文献が無料でアクセスできるわけではなく，有料のものもあります．文献購入費用は，一般的には数千円程度ですが，文献によってはそれ以上かかることもあります．有名どころのジャーナルは大学や病院で契約してくれていることもあります．そのような環境にいない方にとってオープンアクセスジャーナルは強い味方です．

▪ 英文校正費用

　英語で Case report を執筆する場合，文法や表現を正確にするために英文校正を依頼することが一般的です．英文校正業者や文字数によって費用は異なりますが，筆者の経験では 1〜2.5 万円の範囲で推移することがほとんどです．

▪ Article Processing Charge（APC）

　オープンアクセスジャーナルでは，査読や出版のプロセスにかかる費用をカバーするため，著者から APC が徴収されることがあります．APC はジャーナルや論文の長さによって異なりますが，一般的には商業的なオープンアクセスジャーナルを選ぼうとすると数万〜数十万円程度かかることが多いです．オープンアクセスに限定せず，読者が購読料を払う古典的なタイプのジャーナルを含めると，安価であったり無料で済むこともあります．APC

は Case report が受理され掲載される際にかかる費用です．投稿の度にかかるわけではないのでご安心ください．

▪ イラストや写真の費用

Case report にイラストや写真を使用する場合，それらの制作や転載の許諾に費用がかかることがあります．また出版時にカラー印刷を必要とする場合に，投稿時に APC 以外に追加費用が必要になることもあります．投稿規定に明記されていますので注意して見てみてください．

▪ 会員登録費や投稿手数料

一部のジャーナルでは，投稿前に学会員になる必要があり，費用が発生します．また，投稿前に手数料がかかるジャーナルも稀に存在します．

▪ 再投稿費用

もし最初の投稿先で論文が受理されず，別のジャーナルに投稿することになった場合，再投稿費用が発生する可能性があります．再投稿に伴う費用は，新たな英文校正費用や投稿手数料が含まれます．

▪ 研究者用ツールや英語系ツールの利用費用

収集した文献の整理，英文翻訳，文法校正などのツールを活用すると費用が発生することがあります．最近は，これらのツールはサブスクリプション制が多く，筆者も月額 2000～3000 円ほど課金しています．

コストを抑える努力をした場合でも，通常は Case report の作成費用は 2, 3 万円ほどはかかると思っておいた方がよいです．安いと思うか，高いと思うかは人それぞれだと思います．ただ一生懸命に Case report を書くほど，なんとか受理されて欲しいという気持ちが強まります．その結果，神頼み的な気持ちで，英文校正をグレードアップしたコースにお願いしたくなるなど，出費がかさんでしまうリスクがあります．Case report を出版するという目的だけであれば，いろいろなサービスに重課金する必要はありません．シンプ

JCOPY 498-14852

ルにいきましょう．Learning point がしっかりしていて，それがきちんと伝わるような原稿になっていれば，神頼みをしなくてもアクセプトされるから大丈夫ですよ．

2 ▌投稿費用を節約するコツ

　初めての Case report の投稿費用は病院からの援助や，先輩医師の研究費の一部から援助してもらうという方もいるでしょう．一方で，自腹を切らざるを得ないという方もいらっしゃると思います．1 円でも投稿費用を節約したいですよね．小さな工夫の積み重ねが大切です．うまくやればほとんど少額で Case report の出版に漕ぎ着けることもできます．

▪ 投稿先のジャーナルを値段重視で選ぶ

　Case report 執筆にかかる費用の中で，APC が最も変動しやすい要素であり，重要なポイントになると思います．投稿費用のことだけを考えると無料のジャーナルがよいですよね．実は無料のジャーナルは珍しくありません．読者に購読費用を支払ってもらうことで成立しているジャーナルであれば投稿費用は無料です．最近はオープン化の潮流ですので減ってきているとはいえ，読者が費用を払うというのはまだまだ一般的な医学ジャーナルのビジネスモデルです．Open choice などと呼ばれる，購読者限定の記事として出版する分には費用がかからないが，オープンアクセスとして出版し，誰でも自由に閲覧できるようにする場合には費用がかかるという形態もあります．オープンアクセスで完全無料のジャーナルは寡聞にして知りませんが，Cureus というジャーナルであれば条件によっては無料でオープンアクセスの Case report を出版できる可能性があります（しかも PubMed 収載）．

▪ イラストや写真にかかるコストを抑える

　まずオンラインジャーナルを選択すれば印刷コストがかからないため図表にかかる追加費用は不要ですし，図表の色が制限されることもありません．図表の制作費用は自作することで抑えられますし，クオリティの高いイラス

トを転載して自分の意見を補強したいと考えた場合も，クリエイティブ・コモンズにライセンスされたイラストを活用することで，許諾に関わる高額な費用を節約することができます．きちんとライセンスについて明記することを忘れないでくださいね．

▪ 英文校正費用を抑える

英文校正費用を抑える方法はいくつかあります．

まず，見積りをおこない複数社間で比較することです．会社ごとにいろいろなオプショナルコースがありそれを比較して自分に合った業者を見つけるのがよいでしょう．アクセプトを強く望むあまりに高額なコースを購入したくなりますが，グッと堪えて，基本的には最も安価なコースを選択しています．また，AI 翻訳サービスを用いて予め自分で校正しておくと，より安価なコースを選択できる会社もあります．

次に，英文校正に提出する文字数を削減することです．英文校正の費用は文字数に依存しますので，提出範囲を Abstract と本文に限定して依頼すれば，表紙だとか引用文献の分を節約することができます．引用文献はどうしても文字数が多くなるので，筆者は，引用文献は削って校正に出しています．ただし英文校正は文章そのものを直すだけでなく，提出予定のジャーナルに相応しい体裁に原稿を修正してくれます．不慣れなうちは英語の投稿規程を読み，ジャーナルに求められた体裁で提出原稿をきちんと完成させるのは難しいので，初回は全文を校正に出すのが無難です．お財布との相談ですね．

最後に，英文校正業者を使わないという選択肢があります．それは自動翻訳，文法校正，剽窃チェックを自動でおこなうサービスを使って，自分で原稿を投稿の水準まで完成させる方法です．こちらもある程度技量はいりますが，不可能ではありません．ただし投稿するジャーナルによっては，ネイティブによる校正証明を求められたり，これらのサービスによる英文校正が認められないことがあります．逆に，アクセプト後に最終の英文校正をかけてくれたジャーナルもありました．投稿規程を確認してみましょう．

JCOPY 498-14852

▪ 執筆スキルの向上による費用削減

Case report 執筆の経験を積むほど，簡潔で明瞭な文章が書けるようになり，英文校正に頼む範囲も狭められるようになります．ジャーナル選定がうまくなり，高額な APC を回避できます．スキルが上がれば円滑に受理され，査読後の改訂や，投稿先を変更するたびに再校正にかけることも少なくなります．

　最初はオープンアクセスやインパクトファクターにこだわらず，とにかく安価に，そして難易度ができるだけ低くなるよう，とにかくどんな形でも出版されることを第一義的な価値観として行動することをおすすめします．いろいろ高望みしてお蔵入りすることだけは避け，まず 1 本目を出版し，2 本目，3 本目と自信をつけスキルをつけ，憧れのジャーナルにチャレンジするのがよいと思います．

　もっと質を上げて，いいジャーナルに出そう，そう助言をくれる人のうちどれだけの人が，いいジャーナルに Case report が受理されるその日まで，あなたにがっぷりと向き合ってコーチングしてくれるのでしょうか．そのような指導者がいればとても貴重でかけがえのないことです．そうじゃないからこそこの本を手に取っている読者もいらっしゃると思います．最初からうまくできる必要はないです，自分なりに成長してゆけば大丈夫です．だって普段の仕事もがんばった上で，Case report まで書こうとしているんですから，すごいことです．

3 投稿規定を確認しよう

　Case report を執筆する際には，投稿先のメディカルジャーナルの投稿規程を十分に理解し，それに従って執筆することが重要です．投稿規程は，ジャーナルのホームページに掲載されていることが一般的です．ジャーナルのウェブサイトの「Instructions for Authors」や「Submission Guidelines」などから投稿規程を確認することができます．投稿規程には，以下のような項目が一般的に含まれています．

▪ タイトルページの形式

　タイトルページには，タイトル，タイトルを短くしたもの（Running head, Short title），著者名，責任著者の連絡先，論文のトピックスを示すキーワードなどを含みます．キーワードはタイトルに含まれないものにするよう指定されることがあります．キーワードは米国国立医学図書館（NLM）の専門用語リストである Medical Subject Headings（MeSH）から選ぶことが無難です．

▪ 論文の形式

　ジャーナルによっては，Case report の形式や構成が指定されていることがあります．Abstract, Introduction, Case presentation, Discussion, Conclusion のように典型的な構成から，"Learning points" や "Why Should a Physician Be Aware of This?" のように，独自の項立てで，読者がわかりやすく Case report を読めるように工夫されているものもあります．テンプレートに沿って論文を提出するように指示のある場合もあれば，ファイル形式，フォント，文字サイズ，行間隔など細かく指定されている場合もあります．よくわからないときは Word ファイルに．12 ポイントの Times New Roman というフォントで，行間隔を 2 行に設定しておいて本文を書き，最後は英文校正業者に体裁を直してもらえばよいです．

▪ 文字数制限

　投稿規程では，各セクションの文字数制限が明記されていることがあります．

▪ 参考文献の書式

　参考文献の書式はジャーナルごとに違います．例えば，Vancouver スタイルや APA スタイルが有名です．似たスタイルの中でも，著者は何名まで明記するか？　Digital Object Identifier（DOI）*は付記するか？　など，細かい違いがあります．論文管理アプリケーション（例: EndNote や Paperpile）を使えば，ジャーナルを指定するだけで体裁を整えて出力してくれますので便利です．本文中での番号付けの形式もジャーナルによって違います．

JCOPY 498-14852

※論文の識別番号のこと.

▪ 図表の書式および数

図表の形式や最大数が明示されていることがあります. 図はサイズやファイル形式だけでなく, 解像度を指定されることがあるのが注意点です. また, 図の中に含まれる個人情報を慎重に取り除きます. 図表は本文中に配置するのか, 別ファイルになるのか等も指定されます.

▪ 倫理関連情報

患者による投稿同意, 二重投稿, COI, 著者の貢献 (Authorship statement), 資金源 (Funding), 謝辞 (Acknowledgement) について明示することが求められることがあります. 書き方を具体的に示してくれているジャーナルもありますが, そうでない場合は, 投稿予定のジャーナルにすでに出版されている Case report を見て体裁を参考にしましょう. 著者の貢献度については ICMJE 声明を再度チェックしましょう！

初めての投稿の場合, 投稿規程に沿って準備することは難しいです. ジャーナルのウェブページと, そのジャーナルを発行している出版社のウェブページの両方にまたがって記載されてることもあります. よくわからなくて困ったときは, ある程度がんばったら, 「えいやー！」と校正業者にお願いして,「えいやー！」と投稿してしまうのも一手です. ジャーナルが足りないところを指摘して返してくれます.

少し根本的なことに戻りますが, 実務的な投稿規程も非常に大切なのですが, もっと大切なのは「そのジャーナルがどんな投稿を求めているか？」です. ジャーナル紹介や著者への案内のページに, ジャーナルの狙いやミッションが記載されておりますので, 投稿規程を確認する際に必ず目を通してください.

4 ▎同意書を取ろう

　Case report を執筆する際には，通常は患者の同意書が必要です．患者のプライバシーを守るため，Case report において個人情報が特定できないよう注意することが重要ですが，それでも同意書が求められることが多いです．

　多くの場合，病院で所定の書式の同意書を用意し，患者やその家族から署名をもらうことで問題ありません．しかし，一部のジャーナルでは独自の書式の同意書が必要とされることがありますので，注意が必要です．さらに，Case report が完成した段階で同意書を取得することが求められることがあります．本文の内容を確認したことを患者にチェックしてもらう必要があるわけです．救急外来で一度会っただけの関係であったり，すでに退院済みであったりする場合は，同意書取得がネックになりえます．このため，投稿ジャーナルを決めた段階で，本文そのものに関連する投稿規定以外にも提出書類関係の規定にも一通り目を通すことはとても重要です．日常診療の中で，医学情報の学術利用に関する同意書を取得する範囲を広めにしておくと，あとあと困らずに済むかもしれません．

JCOPY 498-14852

11 Case report も DX （Digital Transformation）で

1 ▌AI サービスは神

近年の AI 技術の進歩は目覚ましく，私たちの生活や仕事に革新的な変化をもたらしています．筆者が本書を執筆している間に，AI 翻訳ツール DeepL 翻訳が興隆し，Generative AI である ChatGPT が一般向けにリリースされ，世界は次のフェーズにジャンプアップしようとしている最中です．

新しい技術にはいつだって飛びつくべきです．AI 技術が提供するサービスを利用することで，英語で Case report を書く際の心理的な負担をかなり軽減できます．また翻訳や校正などにかかる時間や労力を節約するということは，臨床の合間に Case report を書いている我々にとっては大切な観点ですよね．

AI 技術の台頭は，英語で Case report を書く日本人にとって大きなチャンスです．言語の壁がどんどんなくなっていくことを意味するからです．英語力はからきしでも，パソコンの前でなら国際的なコラボレーションにも挑戦できる時代です．これからも AI 技術はとめどなく進化し続けるでしょう．そのため，新しいツールやサービスが登場する度に，どのようにそれらを活用できるかに興味をもちキャッチアップすることは欠かせないスキルです．とにかく変化する時代ですから，自分を成熟しきった存在と決めつけず，好奇心を絶やさないこと，順応を諦めないことが大きな意味をもつと信じています．

私は新しい技術の礼賛派です．ときに新しい技術が登場したときに，自分たちの生活が変わって悪質な方向にいってしまうのではないかという考えが頭をよぎって拒否的な気持ちになることもあるかもしれません．しかし世界

の変化は止められるものではありません．ニーズがあれば技術は進歩し普及します．企業は世界をフェアで親切な方向に整備する義務を負っていないので，人々のニーズに合わせて，市場主義が歪に世界を押し広げます．そして制度や倫理は後追いです．誰にも制御できないのならば，新しい技術に飛び乗って，活用するのがよいのではないかというのが私の考えです．手放しに大歓迎できなくても，穿った見方で静観して時間がすぎるよりは，前向きに捉えていこうという姿勢ですね．

私が高校生のときにiPhoneが発売されました．大学生になったらアルバイトをしてiPhoneを買うぞと話していたら，意外にも周囲からネガティブな反応が多かったのが印象的でした．iPhoneはみんなの生活を大きく変えましたし，当時はネガティブな意見を言っていた人も，変わってしまった世界で否応なしに生きています．何より，あとからみんなiPhoneユーザーになったのではないでしょうか．何事もアーリアダプターになって楽しんだ方がお得だ！　と思ったエピソードでした．

2 AI サービスに振り回されるな

AIサービスは神！　と讃えた直後ではありますが，AIサービスもゼロリスクではないことには注意が必要で，利用には慎重さも必要です．

例えば自動翻訳サービスは驚くほどに高精度ですが，ときに文意を反対に誤訳してしまうなど致命的なミスが紛れ込んでいます．翻訳結果に盲目的に従うことはせず，最終的には自分の目でチェックします．自分の手に負えないような仕事をさせない，あくまでも自動翻訳はサポート役というのが基本方針です．

英語の文献を読む際には，一度，自動翻訳サービスで全文日本語訳し，流れをざっと把握した上で，特に読むべき部分を適宜原文で読むのがうまい時間効率化です．

JCOPY 498-14852

　また Case report を執筆する際にも，日本語で全て書いたあとに一挙に自動翻訳をかけるのではなく，最初から英語で原稿を作ってゆきつつ自動翻訳にはこまめに手助けしてもらうスタイルをお勧めします．日本語で完成させてから英語に直すやりかたには以下のようなデメリットがあります．

1. 日本語として自然な文章が，英語翻訳に適しているわけではないので誤りを生みやすい．
2. 文章が長くなり，翻訳の誤りに気づきづらい．
3. 未発表データを丸ごとサービス提供会社に放流することになる．
4. 日本語で作ってから英語に直したのを改めて確認するので二度手間になり非効率．

　さらに Generative AI との付き合い方は複雑です．なんでも聞いたら答えてくれる魔法のようなサービスですが，そもそも情報源が不透明なことも多く，存在しない情報を正当なもののように出力することがあるため，注意が必要です．入力情報は記録されることを前提に，個人情報や機密情報の漏洩という懸念も注意を払う必要があります．

　新たな技術が出現した際には「こうすれば安全に利用できる」という指針は通常ありません．色々と議論しているうちに技術は次のフェーズに移っていくからです．そんなときに頼りにすべきは新しい技術についての情報ではなく，もっと根本的な倫理指針です．例えば研究倫理として「剽窃」について知っていれば，AI にゼロから生成させた文章をコピペして自分のものとして発表したりしないですよね．臨床家としてのプロフェッショナリズムがあれば，患者さんの個人情報をウェブ上のサービスに安易に入力しませんよね．自分が責任を持って扱える範囲を自問することが必要です．

　また，AI 技術を用いた論文の扱い方については，各ジャーナルの投稿規程に記載されていることがあります．これらの規程を確認することで，ジャーナルの要求に沿った形で AI 技術を利用することができます．ぜひ，投稿を

検討しているジャーナルの規程をチェックしてみてください．2023年には，ChatGPTを著者として認める試みをした先進的なジャーナルもありました．

AI技術はCase reportの執筆を助ける強力な味方であることには変わらず，うまく扱えば百人力です．積極的に新技術に触れながら，できることを広げていきましょう！

3 Case report作成に役立つサービス

英語のCase reportを書く際に活用できるオンラインツールは数多く存在します．ここでは，筆者が実際に使用しているツールやその他の便利なサービスを紹介します．しかしながら書いているそばから情報が古くなる時代ですので，一つひとつのツールの内容に注目するというよりは，「どんな作業をツールに助けてもらえばいいのかな？」という感じでCase report執筆の一助にしてください．

- Googleドキュメント:

クラウド上で文書を作成・編集できる無料のサービスです．リアルタイムに複数人で同時に作業ができ，自動保存機能もあるため，データの喪失の恐れがありません．修正履歴も残ります．他者と原稿を共有する際にメールにWordファイルを添付する手間がなくなります．またチェックを受けて戻ってきたWordファイルをダウンロードして，似たようなファイルが何個もフォルダに溜まっていくなんてこともなくなります．

- Paperpile:

論文や文献を効率的に管理・整理できるアプリケーションです．引用や参考文献のフォーマットも自動で整えてくれるため，作業効率が大幅に向上します．EndNoteを使っている人が多いとは思いますが，通常価格で6万円以上するため，初学者は手が出ないと思います．Paperpileはサブスク制で月額たったの2.99ドル（2023年10月時点）です．ウェブブラウザ上で論文保存が効率的におこなえる拡張プラグインも充実しています．

JCOPY 498-14852

▪ DeepL:

高い精度の機械翻訳サービスで，文章の概要を把握するのに役立ちます．基本的には無料で利用できますが，課金をすればウェブページを丸ごと和訳してくれるため，非常に有用です．これで英語論文も日本語と同じような速度で大意を掴むことができます．まだまだ誤翻訳もあるので大意をつかんだあとは，目的の箇所をピックアップして原文を読むようにしています．また課金版では，入力したテキストは DeepL 社には残らないとされており，機密情報保全のためにも課金しています．

▪ Grammarly:

文法やスペル，文章の表現などをチェック・修正してくれるアプリケーションです．より自然で正確な英語表現に修正してくれるため，ネイティブスピーカーに近い表現が可能となります．こちらも基本的には無料で問題なく使えますが，課金版では，自分の文章が剽窃に当たらないかを検知してくれる機能がついており利用しています．

▪ ChatGPT:

OpenAI によって開発された大規模言語モデル（LLM）です．Generative AI とも呼ばれます．文章の生成や要約，質問への回答など，多様なタスクをサポートします．頼めば，Case report の体裁をした文章を丸々生成できるようなスペックを持っている AI だけに，どのように扱うかは諸刃の剣です．体裁が整ってはいますが，内容の正確性は執筆時点でまだ担保されていません（これも刻一刻と変わっていくのでしょう）．ChatGPT 以外にも Perplexity や Sci Space という Generative AI を利用することもあります．AI に興味のある方は調べてみてください．Generative AI がよきサポーターになってくれるかどうかは，まだまだあなたの使い方次第というところです．

▪ Connected Papers:

多数の論文どうしの関連性を視覚化し，任意の研究トピックに関連する他の論文を見つけるのに役立つツールです．Case report 執筆においては，Learning point に関連する領域における，代表的な論文がすぐに見つかります．どの論文が大切そうか，ぱっと見でわかるようになっています．質の高い参考文献を探す足がかりにしたり，大切な論文の見落としがないかどうか

を確認したりするときに使います．回数制限はあるものの無料で利用できます．

　ここに書いてある情報はあくまで執筆時点のもので，提供されるサービスや料金に関する情報は頻繁に変化します．オンラインサービスの変化は目まぐるしく，追従するだけでも大変ですが，上手に活用すれば百人力の効果が得られるので，ぜひ利用していきましょう．

JCOPY 498-14852

12 書き終わったらやること

1 英文校正に出す

Case report を英語で書く際には，英文校正業者に依頼するのが一般的です．英文校正業者は，文法や語彙のミスを修正するだけでなく，論文が読者にとってわかりやすくなるように文章を整える役割も果たします．章立てや記載事項が，投稿予定のジャーナルに合っているかも，ある程度チェックしてくれます．

どこの会社に頼むかはあまり大きな問題ではなく，周囲の人に聞いてみたり，インターネット上でクチコミを見てみたりして決めるのでよいです．最初は数社の料金比較をしてみるといいでしょう．私は特定の会社に英文校正を依頼しておりますが，校正者によって，介入の程度にバラつきがあります．赤入れをたくさんする方もいれば，明かな瑕疵を訂正するにとどめる方もいます．複数の校正会社を掛け持ちをしている方もいるようです．どこの会社に頼むか？　もさることながら，誰に当たるか？　で仕上がりが変わると思います．よって逆説的に，ある程度，名の知れた会社であればどこでもいいのだろうと考えています．英文校正後は，ネイティブチェックで Case report がさらによいものになったに違いない！　と捉えて，一読して意味が変わっていなければ，深く考えずに投稿に進んでいます．

英文校正の肝はただ一点，「ネイティブの校正業者に伝わる英文になっているか？」です．日本語で徒然と書いた文章を，自動翻訳にかけても，自然な Case report になりません．私は，自動翻訳をこまめに使いつつ初稿から英語で書いていますが，校正業者に伝わることを念頭においた文章を作っています．伝わりさえすれば，あとは校正業者がこなれた文章にしてくれます．①単純，②文意が明快，③文章どうしの関係が明確という点に気をつけてい

ます．この結果，論理的な文章が出来上がるのではないかと考えます．同じバックグラウンドの知識を持つ人であれば，文章に曖昧なところがあっても，文脈から文意を把握できます．しかし校正業者とは背景知識の共有がないため，文章の明確性には注意を払う必要があります．

　Case report を執筆したり，Case report 作成を指導したりする中で気づいた，校正業者に伝わる文章を作るための具体的なポイントをいくつか紹介します．私のように英語が全くできないながら，英語で原稿を書き進めるかた向けです．

1. 一文を短く
　文章を極限まで短くします．日本語はついつい文章が長くなりがちです．1センテンス，1メッセージです．一文を短くすると，多少は文章のリズムが悪くなりぶつ切りな印象を受けます．しかし，それでいいのです．文意が曖昧になり，誤った方向の校正を受けてしまうことの方が問題です．最終的に，読みよい文章になっていればいいわけです．

2. 文同士をつなぐ言葉を活用する
　文章を短くすると，文章の数自体は増えますので，文章と文章の関係性を明示することが重要です．伝わりさえすればいいので，文同士の関係を示す言葉のバリエーションは少なくても大丈夫です．私の初稿では，Therefore（ゆえに），Moreover（さらに），Meanwhile（その一方で），However（しかしながら），In particular（特に），Specifically（具体的には）などが何度も何度も出てきます．しかしあまり気にせず，校正時にかっこよく言い換えてもらえばいいやと思って，一旦書き終わることに集中します．

3. 主語を明確に
　日本語では主語を明示せずとも伝わります．一文の中でどんどん主語が変化したとしても，なんとなく伝わりますので，主語の曖昧な文章を作ってしまいがちです．たとえ，主語が曖昧な日本語の文章を自動翻訳機にかけたと

JCOPY 498-14852

しても，文脈から推察して英訳してくれます．しかし，こと専門性の高い文章になると，誤訳の元になります．

ここで，例文を通じて校正業者に伝わりづらい文，伝わりやすい文について考えてみます．

〈例文①〉

　昨日，友人と中華料理を食べに行ったのだが，様々な地域の料理が揃っており，特に四川料理が有名と聞いて麻婆豆腐をオーダーし，舌鼓を打ちながら，四川は寒い地域だから辛い料理が多いという話題で談笑した．

　このような文章は，長い上に，主語が移り変わるので，ねじれた印象を与えます．ここまででなくともねじれた印象を与える文章は，SNSで大量に見つけることができ，今や日常的なものになってしまっています．ここで，以下のように書き換えるとどうでしょうか．

〈例文②〉

　昨日，私は友人と中華料理を食べにいった．その中華料理店では，中国の様々な地域の料理が揃っていた．さらに私は，その店は四川地域の料理が特に有名であるということを店員から聞いた．ゆえに，私は四川風の麻婆豆腐をオーダーした．その後，私はその麻婆豆腐に舌鼓を打ちながら友人と談笑した．私が，友人と話した内容は「四川は寒い地域であるため，辛い料理が好まれやすい」という話題だった．

　日本語としては不自然ですが，曖昧さが減りました．上記で説明した，一文を短くする，文同士をつなぐ言葉を活用する，主語を明確にするという3点を意識しています．例文②の文章なら，意味を違えて解釈されるということはないと思います．むしろ英語を直訳したときに，例文②のように不自然な日本語になることが多いですよね．私は「英文の構造っぽい，不自然な日本語の文章」を頭に思い浮かべながら，英語で初稿を作っていきます．このとき自動翻訳機に頻繁に助けてもらいます．他にも，受動態を使いすぎない，修飾する言葉をできるだけ少なくして曖昧さを減らすという点も意識するとよいでしょう．

　カバーレターは，原稿を投稿する際に添える文書です．Case report の内容とその学術的な背景を簡潔に紹介し，編集者に対して Case report の価値を伝える重要な役割を果たします(*Nat Biomed Eng. 2022; 6 (10): 1087-1088.*)．その Case report の有用性を冷静に表現することが大切で，新規性の過度なアピールや，有用性の誇大な表現はかえって逆効果です．ジャーナルのスコープとあなたの Case report のメインテーマ（Learning point）がよく関連していることを確認し，その範疇で読者に対してどのような価値提供ができるかを簡潔に示しましょう．また，記載すべき事項（原稿の文字数や図表の数，倫理的関連情報など）が指定されている場合がありますので，投稿規程をご確認ください．以下に，カバーレターの例をひとつ挙げます．

May XX, 2023

Dr. Taro Yamada （編集長の名前）

Editor-in-Chief

Journal of ABC Medicine （ジャーナル名）

Dear Editor

I wish to submit a case report for publication in Journal of ABC Medicine titled "[論文タイトル]" The case report consists of 3456 words, one figure, and two tables. The paper was coauthored by [共著者の名前].

The findings of this manuscript will be of interest to readers of this journal in terms of the [Case report のメインメッセージ（通常は Learning point の要約，言い換え）].

[ここに Case report のアピールを簡潔に記載]

This manuscript has not been published or presented elsewhere in part or in entirety and is not under consideration by another journal. We have read and understood your journal's policies, and we believe that neither the manuscript nor the study violates any of these. There are no conflicts of interest to declare. And all authors are in agreement with the content of the manuscript.

Thank you for your consideration. I look forward to hearing from you.

Sincerely,

[あなたの名前]

[所属]

[住所]

[電話番号]

[ファックス番号]

[メールアドレス]

3 投稿作業チェックリスト

　ここでは，原稿を一通り書き上げてから実際に提出するまでの工程をステップバイステップで確認していきます．

要約・本文のフォーマットを確認

　☐ 本文のフォーマットがガイドラインに従っているか確認（文字数，行間，フォントなど）

　☐ 必要があれば，フォーマットの修正

図表や画像の確認

　☐ 図表や画像のファイル形式，サイズ，解像度を確認

　☐ 投稿形式を確認（本文中に配置か，別ファイルか）

　☐ 説明文（Figure legend）の記載場所を確認

　☐ 他者の著作権を侵害しないかどうか確認

　☐ 必要があれば，図表や画像の修正や差し替え

参考文献のフォーマットを確認

　☐ 参考文献のスタイルを調査（ジャーナルのガイドラインや，最新号に掲載された論文を参照）

　☐ 自分の原稿で正しくフォーマットされているか確認・修正

タイトルページの確認

- ☐ タイトルページに必要な事項の確認（タイトル，著者名，所属，キーワードなど）
- ☐ 著者名，所属機関，連絡先が正確で最新のものか確認（共著者の異動に注意！）
- ☐ 必要があれば，著者情報の修正

倫理関連情報（患者の同意，COI や財源など）の確認

- ☐ 掲載すべき倫理関連情報の事項を確認
- ☐ それぞれの事項の記載方法を確認（文面が指定されていることがある）
- ☐ 必要があれば，倫理関連情報の修正

カバーレターの準備

- ☐ カバーレターが作成されているかを確認

ステークホルダーへの確認

- ☐ 共著者の全員に原稿チェックを依頼
- ☐ 著者以外の関係者をリストアップする
- ☐ 必要があれば，リストアップされた関係者に連絡をとる（謝辞，資金調達関係など）

英文校正の依頼

- ☐ 原稿をネイティブによる校正サービスに依頼
- ☐ 校正後の原稿を確認し，必要に応じて修正

患者同意書の確認

- ☐ 同意書に指定のフォーマットがあるかを確認
- ☐ 同意書が取得されているか確認
- ☐ 必要があれば，再取得
- ☐ 同意書の提出の必要性を確認

論文掲載費用（APC）の確認

- ☐ APC が必要な場合，支払い形式を確認
- ☐ 資金の支援を受ける場合，ジャーナルの支払い形式に対応しているか確認

JCOPY 498-14852

オンライン投稿システムのアカウント作成

☐ 提出先のジャーナルのオンライン投稿システムにアカウントを作成

原稿のアップロード

☐ 投稿システムにログインし，新しい投稿を開始

☐ 原稿ファイル，図表，画像，カバーレター，患者同意書など必要な書類
をアップロード

☐ 投稿の最終確認（PDF ファイル形式で書類一式を確認することが多い）

☐ 問題がなければ投稿を完了

　原稿が完成してから投稿するまでの手順が意外にも多いことがわかります．
最初は非常に苦戦しましたが，何度か繰り返すうちに簡単な作業に感じられ
るようになりました．

4 投稿で折り返し

　投稿が完了するとホッと一息です．大仕事を終えた気分になります．しか
し，実は，投稿を終えても，Case report が受理されるまでの道のりは長いも
ので，折り返し地点にすぎないのです．執筆作業と同じくらいの作業的手間，
心理的負担がまだ残っています．待ち受けている査読プロセスでは，ときに
厳しい意見が寄せられたり，多くの修正が求められたりすることがあります．
苦労して書いたものが否定されたような気持ちになり傷つきますが，手厳し
い指摘を受けるのが普通，何度も修正や再投稿するのが普通です．査読にな
れないうちは，諦めたり，すぐ別のジャーナルに提出先を変えたくなるもの
ですが，とにかく諦めないことが大切です．ここまで書けたのだから，査読
も乗り越えられるはず！　Case report が受理されるという喜びは，これまで
の多大なる苦労が報われる瞬間ですので，そのときが来るまで，心を無にし
て丁寧に修正作業をおこなっていきます．

13 査読（リバイズ）を乗り越える

1 投稿が受理（アクセプト）されるまで

　Case report が投稿されてからアクセプトされるまでのプロセスは，いくつかの段階に分けられます．次にジャーナルの作業進捗を示す各ステータスとその内容を説明しています．ジャーナルごとに呼び名は異なりますので，代表的なものを紹介します．

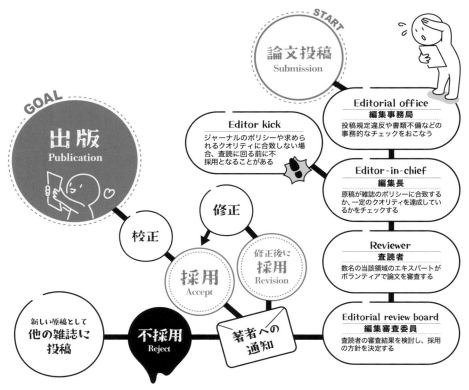

図 13-1．論文提出から出版までのフロー（石見 拓，実践いまスグ使える医学論文投稿の流れ，杏林製薬，2022 より改変）

▪ **送信済み（Submitted）**

投稿された論文は，Editorial manager などの論文投稿システムに登録され
ます．編集者（エディター）のチェックを待っています．

▪ **編集中（With editor, Editor assigned）**

エディターが論文を確認し，査読者に回すかどうかを決定します．あなた
の Case report が直面する第一関門です．この段階で論文が不適切と判断さ
れると，その時点で却下されることがあります．Desk reject とか Editor kick
と呼ばれます．

▪ **査読中（Under review）**

ジャーナルから査読者が選定され，査読プロセスが開始されます．査読者
は，論文の内容や形式についてコメントや提案をおこないます．

▪ **査読後の判定（アクセプト/Revision/リジェクト）**

査読者からのフィードバックをもとに，エディターが論文の受理（アクセ
プト），修正が必要（Revision），却下（リジェクト）のいずれかを決定しま
す Revision には大幅な修正（Major revision）と軽微な修正（Minor revision）
があります．明言されていないこともありますが，大体指摘内容でわかりま
す．Major revision では，構成や考え方自体に大きく疑問を呈し，修正を求
められています．Minor revision は，誤植の修正や簡単な調べ物で済む範囲
の修正です．

この他にも，ジャーナルによって，査読の前に「査読者を探している」「査
読者が決定した，招待された」というプロセスがあったり，査読後に「編集
者の判定待ち」といったプロセスが明示されることがあります．

投稿から査読完了まで月単位でかかることもしばしばです．なかなかプロ
セスが進行せずヤキモキしますが，じっと待ちます．ただ3か月，ステータ
スが膠着状態の場合は一度問い合わせてもよいかもしれません．どの程度，
査読のプロセスに時間を要するかは，ジャーナルのウェブページに記載され
ていることも多いです．また実際に査読のプロセスにかかった時間は論文に
書かれていますので，最近の掲載論文を2, 3チェックするとイメージがつか

めます.

2 リバイズは苦しい

　リバイズは, 論文の質を向上させるための重要な作業です. 査読者は通常
2, 3人が担当し, それぞれが異なる視点から論文を評価します. 修正の要求
は, 軽微なものから大幅な変更までさまざまですが, 初心者は絶対にMajor
revisionと思っておくことをおすすめします. 一発アクセプトは, ほとんど
ありえません. しかし一生懸命書くほど, Case reportが可愛く見えて, 心の
どこかで期待してしまうものなのです. 一方で, 査読者からのコメントはた
いてい鋭いです. 淡い期待を今すぐ捨て, 心に鎧を着せて備えましょう. 査
読者の先生は日々のストレスがたまっていて, 査読を通じて溜飲を下げてい
るのでは? と感じてしまうようなコメントも聞いたことがあります.

　なにしろCase reportを書くのは大変ですから, その分, 最初に査読コメ
ントを見たときのショックは大きいです. 特に, 初めて修正を求められた際
は, まるで自分の人格が否定されたような気持ちになるかもしれません. 投
稿原稿の段階で既にフルパワーを使って書き上げているので, 査読コメント
に応えられるような大幅な修正はできない! という気持ちになってしまい
ます.

　しかし査読者の意見は論文の質を高めるための貴重なアドバイスであると
自分に言い聞かせ, 修正作業にすぐに移りましょう. 難儀な要求に感じられ
たとしても, 絶対に諦めてはなりません. いずれ必ず, 道は開けます.

3 リバイズを乗り切る8つのコツ

　査読コメントを受けて, 3つのファイルを作成します. それは修正版の原
稿ファイル, 査読事項に関する返信文書(Response letter/Rebuttal letter), そ
して修正を経て原稿が改善されたことを伝えるカバーレターです. 本項で

は修正作業（リバイズ）のコツをいくつかお伝えします．実はリバイズがうまくいかない理由には，心情的な要素も大きいです．

1. すぐに返事をする

　自分が査読者になったときに感じたことなのですが，日を空けてリバイズが戻ってくると，記憶が曖昧になり，改めて本文を熟読することになります．そうすると新たに気になるところが出てきて，1回目にはなかった修正点を提示したくなります．一方，すぐに返事が返ってくると，再査読作業が円滑ですし，好意的な印象を持ちます．修正箇所が増える懸念も減ります．来た球はすぐに打ち返しましょう．

2. 一晩だけ寝かす

　一生懸命，作成した原稿に鋭い意見がつくと傷つきます．根本的な指摘をされることもあり「えっ，そんなこと言われてもどうしようもできないよ……」「もうだめだ……」と思います．「査読者は意味を取り違えている！納得できない！」と怒りが沸くこともあるでしょう．キューブラーロスが言っていたように，辛いことの受容にはプロセスが必要です．査読の意見に傷ついてしまった人は，少しだけ時間をあけることをおすすめします．ただし一晩だけです．人に指摘されるというのは目を背けていたいし，自分がよいと思って書いたものを修正する作業は億劫なので，時間を置くほど，どんどんと再着手が難しくなります．

　何度か査読を経験するうちに，頭を切り替えて，すぐに修正作業ができるようになります．うまく書けるようになるので厳しい査読も減ります．査読者への返答の書き方も上達します．最初の Case report は，初稿を書くのも大変，査読者から指摘も受けやすいですし，修正作業にも不慣れなので，どうしてもショックを受けやすいし作業も大変に感じるものです．

3. 修正箇所をリストにする

　Minor revision の場合は，修正作業は簡単です．言葉の使い方や，Figure の修正のような，軽微な作業で，言われた通りにやればすぐにアクセプトで

す．一方，Major revision となった場合は，包括的な指示コメントがつきます．「もっと読者にとって教育的になるような視点を加えなさい」「この参考文献を引用に含めて○○について議論すべきです」「これだけの情報で，なぜ疾病 A と診断できるのでしょうか？　疾病 B の可能性はないでしょうか？」という感じです．やるべきことを作業レベルに落とし込み，リストアップすることが第一歩です．例えば，「これだけの情報で，なぜ疾病 A と診断できるのでしょうか？　疾病 B の可能性はないでしょうか？」という査読コメントについては，

- 疾病 A と疾病 B の典型的経過と診断基準を確認する
- 疾病 A の診断に必要な検査結果を列挙する
- 疾病 B の可能性が低い根拠を列挙する
- 疾病 A の診断に必要な項目を追記する
- 疾病 B が否定できる場合，陰性所見を Case presentation に追記する
- 疾病 B が否定できない場合，Learning point に影響するかを検討する
- Learning point に影響する場合，Discussion に……

　という風に，ToDo を列挙し，作業レベルに落とし込みます．この作業をしているうちに，リバイズが手中に収まってきた感覚になり，作業が進みます．

4. 目標期日を設定する

　リバイズには締め切りが設定されています．2〜3か月ほどに設定されていることが多く，「作業開始は，もう少しあとでいっか」と思ってしまうところです．しかしながら，修正原稿は早く提出するメリットをすでにお話しましたし，心理的にも一度，塩漬けしてしまうと着手し直すのが大変です．やれるときにやろう，というのも失敗の元です．1週間で再投稿する！　と自分なりの厳しい締め切りを最初に決めてしまうことをおすすめします．

JCOPY 498-14852

5. 反論せず，全てに従う

　査読者のコメントは基本的に全て正しいものとして受け取り，修正の要請には全てあますところなく対応してください．この査読者は，この Case report を何にもわかってないじゃないか！　本当に読んだのか？　と思いたくなることもあります．そんなときも一旦落ち着いて，一度すべて受容し，前向きに検討してみます．例えば，査読者の読解力不足に腹が立っても，自分の記載に何か不足があったのではないかと検討します．Learning point を伝える上で，不要と思われる事項の追記を求められても，「当該分野では最低限，必要不可欠な記載なのだな」と受け入れます．

　それでもやっぱり査読コメントに従う必要はないという場合もあるでしょう．そういう場合も，部分的には修正を加えます．査読者への返事に「ご指摘の事項は，既に本文に書いていますので修正しませんでした．」とするのではなく「ご指摘ありがとうございます．私の記載が曖昧でしたので，○○という意図が明らかになるように××行目を□□という記載に変更いたしました．」とします．実質的にはほとんど変えたくない，変えていないというときにも，何らかのポジティブな意図を加えます．「柔よく剛を制す」と考えて，反駁よりも柔軟性を第一に作業をしています．加えて，査読者には感謝してもしすぎることはないと考えて，頻繁に同意や感謝の言葉を述べます．

6. もっと明確にする

　査読者にこちらの意図が伝わってないな……と感じたときには，表現に問題がある可能性があります．

　例えば「Discussion のほとんどが文献の引用で構成されています．本症例から得られた新しい知見を含んでください」と指摘されたりします．このように「結局，この Case report から何が言えるの？」は初心者が受けやすい指摘です．きっとどんな人も，自分なりに症例の見どころや新しさを考えてCase report を執筆してはいるのです．しかし書いているけれども伝わっていません．つまり，もっと明らかに書く必要があるのです．

　Chapter 8 で一緒に Case report の書き方を勉強しましたが，例文では「In this case, we learned the following lessons〜」と Discussion を書き始めてい

ます．一番大切な伝えたいこと（＝Learning point）を冒頭に持ってきて，次の段落から順次，Learning point の解説を一つひとつ進めていく形でした．本書では伝わりやすさを意識しているスタイルで書くことを提案していますので，ぜひ真似してみてください．他にも「あなたの意見には根拠が足りない」という類の指摘も多いです．「いやいや！　書いてるのに！」と思ってしまいます．Case presentation の項に臨床所見を追記したり，Discussion の項に文献的な根拠を追記したりすると同時に，「There are three reasons to support my opinion. First〜」のように伝え方を変えます．「ここに求めることが書いてありますよ！」と伝わるようにします．Discussion の深さのような本質的な点に関しては，実力以上には改善できません．しかし，伝え方ならすぐに改善できます．伝わらなければ書いていないのと同じといっていいほど，伝え方は重要です．もっとシンプルに，そして明確に伝えられるか？　に，こだわりましょう．

7. 修正箇所は誰が見てもわかるようにする

　査読者は数か月ぶりにあなたの Case report について検討するため，その文書だけを見ても文脈と修正点パッとみてわかるような丁寧さが必要です．査読者からの指摘に一つひとつ返事を書いていく形です．査読者からのコメントとそれに対するレスポンスが交互に出てくるような文書になります（図13-2）．レスポンスには，**どこに（行数を明示），どんな記載（具体的に引用）を，どんな理由で記載したか**を明確に書きます．どんな人が，どんなタイミングで読んでもわかるほど明確に，丁寧すぎるほど丁寧に書いてください．査読者のコメントと，自分のレスポンスで文字色を変えるのもよいでしょう．通常 Word ファイルで作成しますが，最近はジャーナル独自の査読プラットフォームを有しているところもあります．

8. エディターに委ねる

　ときに，どうしても査読者と意見が分かれ平行線をたどってしまい，議論が泥沼化することがあります．
▪ もう収集できない臨床データが必須であると言われた

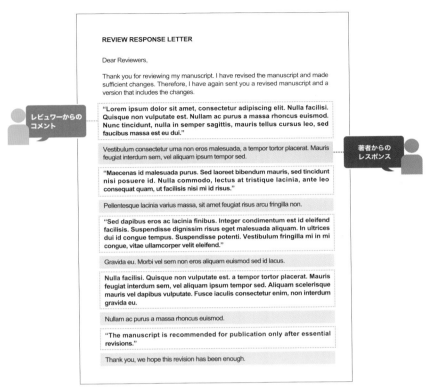

図 13-2. 査読の修正箇所は誰が見てもわかるように

- そもそも Learning point が適切ではないと指摘されたが，落とし所が見つからない

　以上のような場合がその例です．最終手段としては，エディターに判断を委ねるというものがあります．実は Case report を受理するかを決めるのはエディターです．査読者は，単に専門家として意見を出す立場です．原稿がジャーナルの理念にあっているか，掲載される水準に見合っているかを判断するのはエディターの仕事です．査読の返信文書の宛先がエディターであることからもわかっていただけると思います（図 13-1）．査読者とのやりとりに折り合いがつかなければ，Response letter 上でエディターに事情を説明し，掲載の可否の判断を仰ぐ形がいいでしょう．あくまでこれは最終手段ですの

で，ちょっと気に食わないからといって選択してはいけません．何度かやりとりした上で，うまくいかなかった場合の話です．

　リバイズは，Case report が受理される過程で最もタフな作業です．なんとか食らいついてアクセプトを勝ち取りましょう！

4　論文がアクセプトされた！！！

　論文のアクセプトは通常，メールで知らされます．やったー！　初めてのアクセプトは何にも代え難い喜びです．脳の報酬系が刺激され，多大なる量のドパミンが放出されて止まりませんでした．初めてのアクセプトというのが肝です．私は名もなきジャーナルでした．それでも嬉しかったです．それ以降は原著論文をインパクトファクター付きのジャーナルに受理してもらったとしても，初回ほどの喜びはなかったです．ある研修医は初めてアクセプトされた Case report をマグカップに印刷してプレゼントしてくれました．その気持ち，わかります．自分の名前が乗った出版物が世に出るなんて！

　さて，Case report がアクセプト受理されたら，出版に向けてのプロセスが始まります．ご安心ください，これまで経験してきた苦難に比べれば気軽なものです．

▪著者校正
　受理後にジャーナルの体裁に合わせてフォーマットされ，軽微な誤りなどを最終修正された最終原稿が著者に送られてきます．これが最終チェックです．この段階で，文法や表現の誤り，データや図表の誤りを見つけた場合は，速やかにコメントします．オンラインの専用プラットフォーム上でやりとりすることが多いです．内容自体を変更することは認められません．

▪APC の支払い
　通常，論文を投稿するときに支払いに同意していますので，アクセプトされると請求がきます．所属組織がお金を出してくれる場合は請求書を処理す

る必要があります．クレジットカードで建て替え払いをしたら，海外での
カードの不正利用と判断されてカードをロックされたことがあります．海外
へのまとまったお金の支払いは，戸惑ってしまいます．また，海外の銀行に
振り込む形式もあります．

- **別刷りの購入**

　紙で出版されるジャーナルの場合，希望があれば，自分の Case report が
掲載されたページだけをオプションで購入できることがあります．希望の有
無を回答します．

- **出版（パブリッシュ）**

　少し時間をおいて出版されます．オンラインジャーナルはオンライン公開
をもってパブリッシュ，そのほかのジャーナルはオンライン公開後に印刷版
として冊子がパブリッシュされます．世に出た自分の作品を何度も何度も眺
めましょう！

14 アクセプトのその先

1 どんどん簡単に書けるようになる

Case report が受理された瞬間, あなたは新たな世界に足を踏み入れたことになります. それまでの壁が崩れ去ります. 0と1は全然違います. たった1回の成功体験があなたに自信を持たせ, 次の Case report を書けるようにしてくれます. これ以降, 書くことが以前よりも楽しく, 自然に感じられるようになるでしょう. 情緒的な問題だけでなく, Case report を一生懸命に執筆, 投稿することで得られた知識やスキルは, 非常に大きなものです. どんどん挑戦し続けましょう. Case report を書くたびに, スムーズに進行するようになります. 続けて書くことで, どんどん論理的な文章力や表現力が向上していくのです.

2 原著論文作成の基礎力がついている

Case report の執筆と投稿を通じて, あなたは研究論文執筆の基本的なスキルと思考法に触れることができました. 実際, Case report のプロセスは, 原著論文や総説論文など他のタイプの論文執筆にも共通する部分が多く存在します. これにより, あなたは論文執筆の登竜門を突破し, さらなるステップアップが可能となります. これらの基本スキルを磨くことで, あなたのキャリアが充実していくことでしょう. 今までは, なんとなくこなした学会発表のクオリティだって上がっちゃってます.

3 査読依頼が来る

Case report がアクセプトされると, 査読依頼がちらほら舞い込むようになります. 査読は基本的にボランティアなので引き受けるかどうかはあなた次

第です．いくつか Case report を書いて，スキルや自信がついたら査読に協力するのも素晴らしい学術活動だと思います．査読をおこなうことで，客観的によい Case report とは何かを再考することができますし，新たな知見やアイデアに触れることもできます．ただし，査読依頼には注意が必要です．最近では，いわゆるハゲタカジャーナルからの勧誘が増えています．依頼元のジャーナルや研究者が信頼性があるかどうかを慎重に確認し，怪しければお誘いのメールは無視しましょう．

4 臨床力の飛躍

　Case report を書く最大のメリットは臨床的視点が養成されることです．Case report を通じて，症例に対して客観的かつ論理的にアプローチする力が身につきます．Case report を書き始めると，自分のプラクティスの根拠が曖昧であったり，慣習に左右されていたりすることに気づきます．用語の定義や診断のプロセスを堅牢なものにする大切さに気づきます．また，Case report の執筆を繰り返すことで，疑問を定式化し，調査するという習慣が身につきます．日々の臨床業務の中で，調べ物がうまくなります．こういう論文を読めば，こういう情報が書いてあるという肌感覚が養われます．この習慣が，研究者としてだけでなく，臨床家としてのスキルアップにもつながります．Case report の執筆を通じて，あなたの臨床的視点が養成され，成長を実感できることと思います．この経験を糧に，臨床も研究もがんばれる医療者になっていきたいですね．

5 おわりに

　この書籍では，たとえ研修医であっても英語で Case report を書くための様々な方法を紹介してきました．Case report を書くことで，臨床力が上がるとか，世界とつながれるとか，いろいろなメリットを書いてきました．しかし個人的には Case report を書くことは楽しい，自分の頭の中にあることをあれこれ調べながら形にすることが嬉しい，これにつきます．動機はなんで

もいいのです．読者のみなさんも，なんとなく書いてみたいとか，義務で仕方なく書くとか，そういうキッカケでよいのです，結果として，スキルやチャンスに恵まれて，キャリアの発展につながります．最後に，この書籍があなたの Case report 執筆の道標となり，あなたの素晴らしい成長に少しでも役立てることを祈ってやみません．

JCOPY 498-14852

ここでは Chapter 8 で完成した実際の Case report を掲載します.

Severe Drug-Induced Liver Injury
From Over-the-Counter Medication

Abstract

Drug-induced liver injury (DILI) is difficult to diagnose as it presents with a
wide variety of clinical manifestations and there is no established specific
biomarker. However, clinicians require expertise in diagnosing DILI as it
can lead to critical illness, is relatively common, and can be caused by a
variety of drugs, herbal medicines, and supplements. A 67-year-old male
was admitted to the hospital with a fever, jaundice, and fatigue. Abdominal
ultrasonography, computed tomography, and magnetic resonance
cholangiopancreatography revealed no morphological abnormalities in the
hepatobiliary system. On the third day of hospitalization, the liver damage
and acute kidney injury progressed, and the patient was transferred to our
intensive care unit. To further investigate the cause of multiple organ
damage, the patient underwent repeated history taking and additional
laboratory testing. In addition to the common causes of hepatic and renal
damage, we also tested for rickettsiosis and leptospirosis, as the patient
reported partaking regularly in outdoor leisure activities. On day seven of
hospitalization, the patient recalled taking over-the-counter herbal flu
medications approximately five days prior to admission; therefore, we
suspected DILI and performed a drug-induced lymphocyte stimulation test
(DLST). The DLST was positive for one drug. As other causes had been
ruled out, the patient was diagnosed with severe DILI. The clinical course
of the patient was observed with the patient's laboratory data and fever
improving spontaneously. This case taught us several important lessons
for the investigation of liver injury. Firstly, even with over-the-counter
drugs, liver injury can be severe. Secondly, while the DLST is available for
investigating DILI, false positives, especially for medicinal herbs, should be
noted, and it is necessary to adequately rule out other diseases. Finally,
when the cause of liver injury is unclear, patient history taking should be
repeated carefully.

Introduction

Drug-induced liver injury (DILI) is difficult to diagnose as it presents with a wide variety of clinical manifestations and there is no established specific biomarker [1]. However, clinicians require expertise in diagnosing DILI as it can lead to critical illness, is relatively common, and can be caused by a variety of drugs, herbal medicines, and supplements.

Patient history taking is of utmost importance. Engel and Morgan described the medical interview as "the most powerful and sensitive and most versatile instrument available to the physician," and this is still true today, after half a century [2]. Moreover, the significance of patient medical history is remarkable, having been reported to lead to a final diagnosis in 76% of internal medicine patients [3].

In this report, we describe a case of severe drug-induced organ damage caused by an over-the-counter (OTC) herbal drug. This was initially managed as a liver disorder of an undetermined cause; however, after repeated patient history taking, a hidden etiology was revealed.

Case Presentation

A 67-year-old male was admitted to the hospital with a fever, jaundice, and fatigue. He had hypertension and was taking telmisartan (40 mg) and amlodipine besylate (5 mg) for the long term. He had no history of allergies, drank approximately 80 grams of alcohol equivalent daily, had a desk job, and played baseball on his days off. He had not recently eaten shellfish or wild game meat and had not ingested any toxic plants. Abdominal ultrasonography, computed tomography (CT), and magnetic resonance cholangiopancreatography (MRCP) were performed to investigate the cause of jaundice; however, no morphological abnormalities were observed in the hepatobiliary system (Figure *1*). As such, he was diagnosed with a bacterial infection due to organ damage with systemic inflammatory response syndrome (SIRS). He was treated with cefotiam 1 g twice daily. However, on the third day of hospitalization, his liver damage and acute

JCOPY 498-14852

kidney injury progressed, and the patient was transferred to our hospital for intensive care.

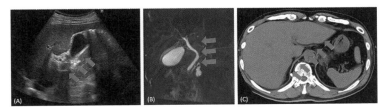

Figure 1: Imaging studies of the hepatobiliary system
(A) Ultrasonography, (B) magnetic resonance cholangiopancreatography, and (C) non-enhanced computed tomography. No morphological abnormality was found in the hepatobiliary system (arrows).

During the physical examination, his blood pressure, pulse rate, respiratory rate, oxygen saturation, and body temperature were 115/55 mmHg with little norepinephrine (maximum: 0.08 μg/kg/min), 120 beats/minute with atrial fibrillation, 30 breaths/minute, 98%, and 38.0°C, respectively. A small dose of norepinephrine was required; however, there was no prolonged shock. There were no specific physical findings in the abdomen; however, he had marked jaundice all over his body and localized urticaria on the right anterior chest.

The laboratory tests indicated prominent cholestatic liver damage, kidney injury, and inflammatory findings. Meanwhile, the patient's coagulation ability was almost maintained (Table *1*).

Laboratory tests	Results	Normal range
White blood cell counts (/μL)	14,300	3,900-9,800
Hemoglobin (g/dL)	12.3	13.5-17.6
Platelet count (×10³/μL)	205	131-362
Aspartate aminotransferase (U/L)	32	10-40
Alanine aminotransferase (U/L)	45	5-40
γ-glutamyl transpeptidase (U/L)	372	<70
Total bilirubin (mg/dL)	13.6	0.3-1.2

Direct bilirubin (mg/dL)	12.6	<0.4
Alkaline phosphatase	427	38-113
Ammonia (µg/dL)	35	30-80
Amylase (mg/dL)	366	37-125
Lipase (mg/dL)	733	13-55
Creatinine (mg/dL)	2.44	0.17-1.00
Blood urea nitrogen (mg/dL)	47.3	8.0-22.0
C-reactive protein (U/L)	24.6	<0.14
Activated partial thromboplastin time (sec)	27.2	24.3-36.0
Prothrombin time (% in the normal range)	96.0	70-130
Fibrin/fibrinogen degradation products (µg/mL)	17.8	<4.0
D-dimer (µg/mL)	6.08	<1.0
Fibrinogen (mg/dL)	932	150-400

Table 1: Laboratory test results on admission to our intensive care unit

Although the patient was in SIRS, there was no infection focus on imaging, and both blood and urine cultures were negative. Moreover, the clinical response to antibiotics was unfavorable; therefore, they were promptly discontinued assuming that organ damage due to sepsis was unlikely. To further investigate the cause of the multiple organ damage, the patient and his family underwent repeated history taking and additional laboratory testing, as shown in Table 2. In addition to the common causes of hepatic and renal damage, we tested for rickettsiosis and leptospirosis as they reported partaking in outdoor leisure activities regularly.

Laboratory tests	Results
Bacteriological investigation	
Blood culture	Negative*
Urine culture	Negative*
Endotoxin	Negative
Mycoplasma pneumoniae, serological tests	Particle agglutination method: negative, complement fixation method: negative
Orientia tsutsugamushi	Serological test: IgG (-), IgM (-) PCR: negative
Rickettsia japonica	Serological test: IgG (-), IgM (-) PCR: negative

JCOPY 498-14852

Leptospirosis (15 serotypes), microscopic agglutination test	Acute phase: negative, convalescent phase: negative
Viral investigation	
Hepatitis A (HA)	IgM-HA antibody: negative
Hepatitis B (HB)	HB surface antigen: negative, HB surface antibody: negative, HB core antibody: negative, HB e antigen: negative, HB e antibody: negative
Hepatitis C (HCV)	HCV antibody: negative, HCV core antigen: negative
Hepatitis E (HEV)	IgA-HEV antibody: negative
Epstein-Barr virus	VCA-IgG: 1:40, VCA-IgM: negative, EA-IgG: negative, EBNA: 1:20
Cytomegalovirus	Serological test: IgG (+), IgM (-)
Autoimmunological investigation	
Serum immunoglobulin level	IgG, IgG4, IgM: all within normal limit
Antinuclear antibodies	Negative
Anti-GBM antibody	Negative
PR-3 ANCA	Negative
MPO-ANCA	Negative
Anti-mitochondria antibody	Negative

Table 2: Results of the investigation for the cause of liver and kidney impairment

Unless otherwise specified, serological tests were all taken during the acute phase. * Taken before antibiotic administration.

IG, immunoglobulin; PCR, polymerase chain reaction; HA, hepatitis A; HB, hepatitis B; HCV, hepatitis C virus; HEV, hepatitis E virus; VCA, virus capsid antigen; EA, early antigen; EBNA, Epstein-Barr nuclear antigen; GBM, glomerular basement membrane; PR-3 ANCA, proteinase-3-antineutrophil cytoplasmic antibody; MPO-ANCA, myeloperoxidase antineutrophil cytoplasmic antibody.

On day seven of hospitalization, the patient recalled taking an OTC flu medication, Maoto and Kaigen® (Kaigen Pharma Co., Ltd., Osaka, Japan), approximately five days prior to hospital admission. Maoto is a Japanese herbal medicine composed of Ephedra herb, apricot kernel, cinnamon bark, and Glycyrrhiza root. Kaigen is a combination of herbs (Glycyrrhiza root, cinnamon bark, and ginger rhizome), acetaminophen, dl-methylephedrine hydrochloride, and caffeine anhydrous. We suspected DILI due to Maoto or Kaigen and subsequently performed a drug-induced lymphocyte stimulation test (DLST), which was positive for Kaigen. DLSTs for acetaminophen, dl-methylephedrine hydrochloride, and anhydrous caffeine were all negative. The Digestive Disease Week Japan (DDW-J) 2004 score was calculated as six points, indicating a high likelihood of DILI due to Kaigen [4].

As other causes were unlikely, the patient was diagnosed with DILI. We observed the clinical course of the patient, and both his laboratory data and fever improved spontaneously (Figure *2*). The patient's condition was stable; therefore, he was discharged on day 15 of hospitalization. At the outpatient follow-up visit 61 days after discharge, the patient's liver injury, kidney injury, and inflammatory findings had all normalized.

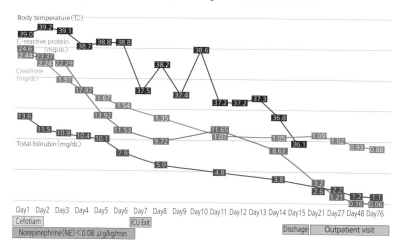

Figure 2: Overview of the clinical course
The clinical course of the patient. Both the laboratory findings and the patient's fever improved spontaneously.

JCOPY 498-14852

Discussion

In this case, we learned the following lessons when investigating liver injury. Firstly, liver injury can be severe even with OTC drugs. Secondly, while the DLST is available for investigating DILI, false positives, especially for medicinal herbs, should be noted, and it is necessary to adequately rule out other diseases. Finally, when the cause of liver injury is unclear, patient history taking should be repeated carefully.

In previous reports, DILI is most often caused by conventional medical care in the United States (US) and Europe, while traditional medical preparations caused DILI most often in Asia [1,5]. In this patient, the OTC herbal medication "Kaigen" was suspected to be responsible for DILI. Traditional Japanese herbal medicines, commonly referred to as "Kampo," are widely available in Japan and follow the same legal, regulatory, and logistical schemes as other conventional Western medicines. Some Kampo requires a doctor's prescription, while others, such as Kaigen, may be purchased by patients at their own discretion at drugstores. It has been shown that approximately 10% of patients with drug-induced jaundice die or require liver transplantation [1]. This was a case of cholestatic DILI with jaundice, which was potentially life-threatening. Due to the accompanying renal impairment, this case was classified as severe according to both the US Drug-Induced Liver Injury Network criteria [6] and the International DILI Expert Working Group criteria [7]. Adverse events associated with herbal medications and OTC medicines are often underestimated; however, as in this case, clinicians should be vigilant. In the present case, DLST was positive for Japanese herbal medicine [8]. Generally, DLST is an in vitro method that is useful for diagnosing drug hypersensitivity. However, it should be noted that false positives for DLST in Japanese herbal medicine are frequent [8]. Therefore, it is essential to carefully rule out diseases that mimic DILI, especially when herbal medicines are involved. When determining whether the liver injury is drug-induced, it is important to consider whether medication exposure precedes liver injury onset, whether causes of liver disease are ruled out, whether liver injury improves upon discontinuation of the drug, and whether repeated exposure to the drug causes severe recurrence [9]. This case met the first three of these four important factors. Moreover, other causes of liver injury were excluded according to the DDW-J 2004 criteria [4], and other infections and autoimmune diseases that can cause SIRS and organ damage were carefully ruled out. The DDW-J 2004 score was developed by modifying the Roussel Uclaf Causality Assessment Method (RUCAM) scale [10], which is an international diagnostic criterion for DILI. The DDW-J 2004 score includes the DLST as an evaluation component. We concluded that the etiology of this case was non-infectious due to the lack of response to the antibiotics, which prompted their discontinuation. With time, the SIRS and organ damage resolved spontaneously. Therefore, the patient was considered negative for sepsis. The clinical courses are also useful for differential diagnosis. Nonspecific symptoms such as fatigue, weakness, anorexia, fever, chills, and abdominal pain should also be considered manifestations of DILI, and these symptoms seem to influence poor outcomes and make the differential diagnosis of sepsis challenging [1].

If the etiology of liver injury is unclear, repeated history-taking is of utmost importance, as there may be an undisclosed history of drug ingestion. Medical history is also significant for obtaining key details to diagnose DILI such as drug intake preceding liver injury, improvement of liver injury after drug cessation, and exclusion of other causes of liver injury [9]. Clinicians asking patients to summarize and prioritize their medical history can be difficult, patients often do not understand what is normal, and the important information they should be relaying [11]. Therefore, a single medical history interview is insufficient. In this case, we asked the patient and his family repeatedly about their recent dietary, outdoor activity, and medication history. One week after admission, the patient recalled having taken OTC medications prior to hospital admission. One of the clinical cognitive errors is "premature closure," with humans tending to stop examining problems after finding an appropriate conclusion [12]. In this case, the patient was brought to us with a diagnosis of organ damage due to sepsis; however, we resisted premature closure and continued the investigation. It is clinically useful to withhold the diagnosis and declare

JCOPY 498-14852

the case "NYD (not yet diagnosed)." With herbal and non-prescription medications especially, the patient may be unaware that they have ingested medications [5]. If there is a possibility that DILI is present but not clear, a patient history should be obtained, and without premature closure of other diagnoses.

Conclusions

The organ damage caused by OTC drugs and herbs can be difficult to diagnose and is potentially fatal. The DLST is informative for herb-induced organ damage, but false positives should be noted. Repeated history-taking and exclusion of other diseases are crucial for definitive diagnosis. Furthermore, the appropriate recognition of organ damage due to non-prescription drugs requires careful attention to avoid the premature termination of differential diagnoses.

References

1. European Association for the Study of the Liver: EASL clinical practice guidelines: drug-induced liver injury. J Hepatol. 2019, 70:1222-61. 10.1016/j.jhep.2019.02.014
2. Keifenheim KE, Teufel M, Ip J, Speiser N, Leehr EJ, Zipfel S, Herrmann-Werner A: Teaching history taking to medical students: a systematic review. BMC Med Educ. 2015, 15:159. 10.1186/s12909-015-0443-x
3. Peterson MC, Holbrook JH, Von Hales D, Smith NL, Staker LV: Contributions of the history, physical examination, and laboratory investigation in making medical diagnoses. West J Med. 1992, 156:163-5.
4. Takikawa H, Onji M: A proposal of the diagnostic scale of drug-induced liver injury. Hepatol Res. 2005, 32:250-1. 10.1016/j.hepres.2005.05.007
5. Wai CT, Tan BH, Chan CL, Sutedja DS, Lee YM, Khor C, Lim SG: Drug-induced liver injury at an Asian center: a prospective study. Liver

Int. 27:465-74. 10.1111/j.1478-3231.2007.01461.x

6. Fontana RJ, Seeff LB, Andrade RJ, Björnsson E, Day CP, Serrano J, Hoofnagle JH: Standardization of nomenclature and causality assessment in drug-induced liver injury: summary of a clinical research workshop. Hepatology. 2010, 52:730-42. 10.1002/hep.23696

7. Aithal GP, Watkins PB, Andrade RJ, et al.: Case definition and phenotype standardization in drug-induced liver injury. Clin Pharmacol Ther. 2011, 89:806-15. 10.1038/clpt.2011.58

8. Mantani N, Sakai S, Kogure T, et al.: Herbal medicine and false-positive results on lymphocyte transformation test. Yakugaku Zasshi. 2002, 122:399-402. 10.1248/yakushi.122.399

9. Navarro VJ, Senior JR: Drug-related hepatotoxicity. N Engl J Med. 2006, 354:731-9. 10.1056/NEJMra052270

10. Danan G, Benichou C: Causality assessment of adverse reactions to drugs—I. A novel method based on the conclusions of international consensus meetings: application to drug-induced liver injuries. J Clin Epidemiol. 1993, 46:1323-30. 10.1016/0895-4356(93)90101-6

11. Brett L: Incontinence is lonely and hard to talk about. BMJ. 2021, 372:n207. 10.1136/bmj.n207

12. Ely JW, Graber ML, Croskerry P: Checklists to reduce diagnostic errors. Acad Med. 2011, 86:307-13. 10.1097/ACM.0b013e31820824cd

JCOPY 498-14852

索 引

著者略歴

佐藤　佳澄（さとう　かすみ）

秋田大学大学院医学系研究科 救急・集中治療医学講座
秋田大学医学部附属病院 高度救命救急センター
役職：助教

資格

救急科専門医，集中治療専門医，統括 DMAT，医学博士

略歴

2015 年　秋田大学医学部医学科 卒業
　　　　　秋田大学医学部附属病院で初期研修後，現所属に入局
2021 年　血栓性微小血管障害症等に対する血液浄化療法に関する研究で，
　　　　　日本アフェレシス学会 井上学術奨励賞を受賞
2022 年　秋田大学大学院医学系研究科 博士課程 卒業
2023 年　第 50 回 日本集中治療医学会学術集会 若手教育講演賞 受賞
　　　　　救急外来および集中治療室において重症患者の診療に従事している

趣味：日本全国のクラフトビールを飲むこと

X（旧 Twitter）上で，Case report に関する情報をはじめ各種の発信をしております．Case report 執筆に関する相談をお受けしていることもありますので，ぜひアクセスしてみてください（アカウント ID: @Yukkuri_991）

正攻法ではないけれど必ず書き上げられる

はじめてのケースレポート論文 ©

| 発　　行 | 2024 年 1 月 10 日 | 1 版 1 刷 |
| | 2024 年 2 月 20 日 | 1 版 2 刷 |

著　　者　佐藤佳澄

発 行 者　株式会社　中外医学社

代表取締役　青　木　　滋

〒 162-0805　東京都新宿区矢来町 62
電　　話　03-3268-2701（代）
振替口座　00190-1-98814 番

イラストレーション/見澤 里美　　　　　　〈MM・HO〉
印刷・製本/三報社印刷（株）　　　　　　Printed in Japan
ISBN 978-4-498-14852-9

JCOPY ＜（社）出版者著作権管理機構 委託出版物＞